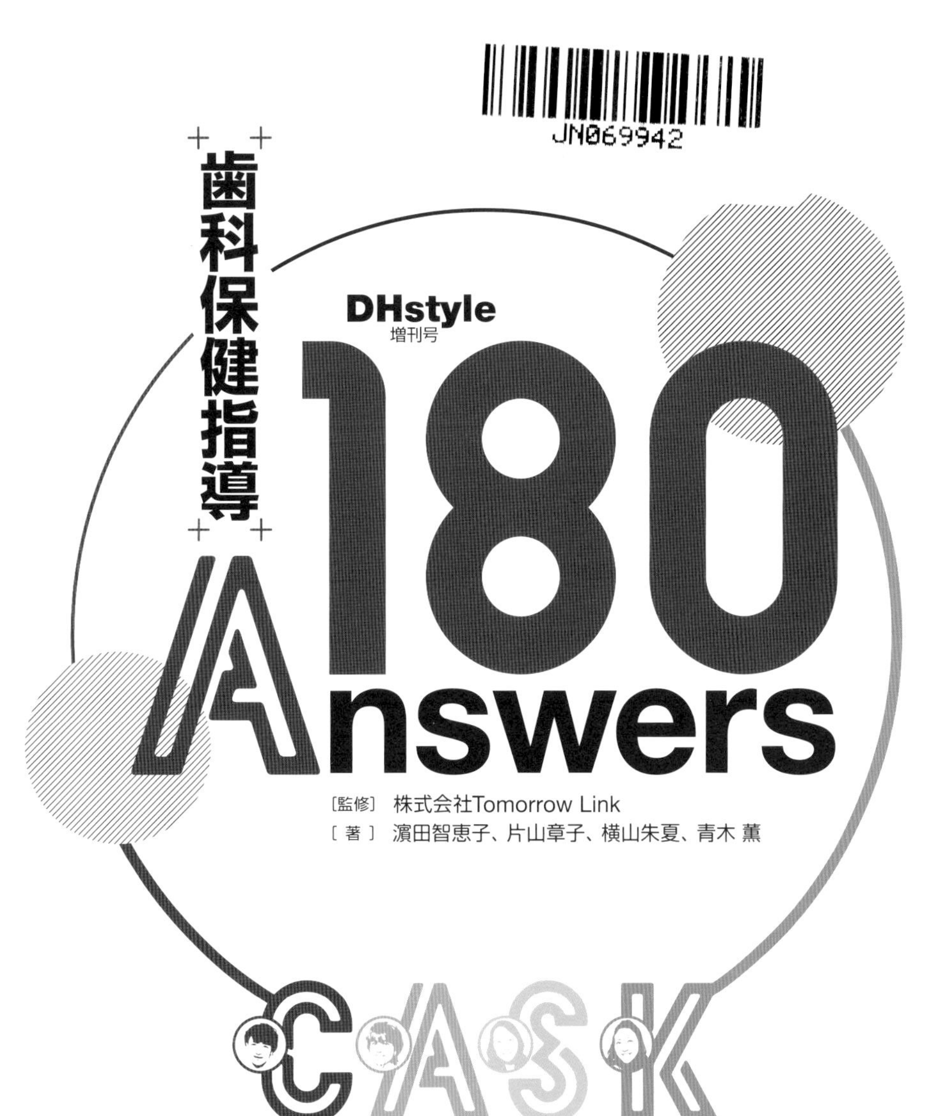

歯科保健指導 180 Answers

DHstyle 増刊号

〔監修〕 株式会社Tomorrow Link
〔著〕 濱田智恵子、片山章子、横山朱夏、青木 薫

デンタルダイヤモンド社

CASKアカデミー

私たちそれぞれが培ってきた経験をお伝えします

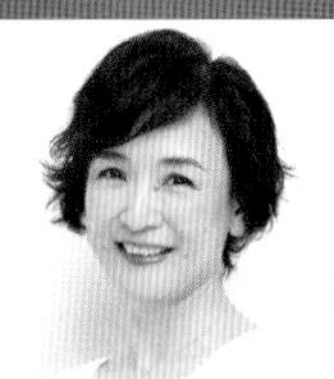
濱田智恵子
Chieko Hamada

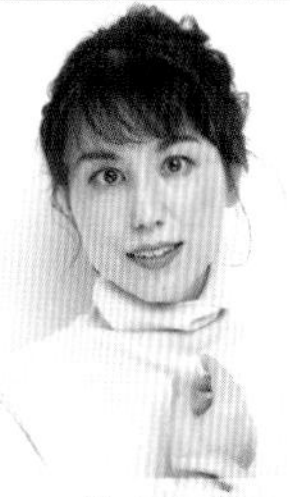
片山章子
Akiko Katayama

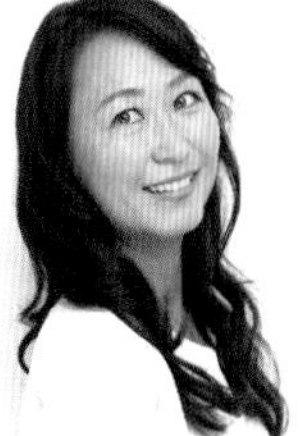
横山朱夏
Shunatsu Yokoyama

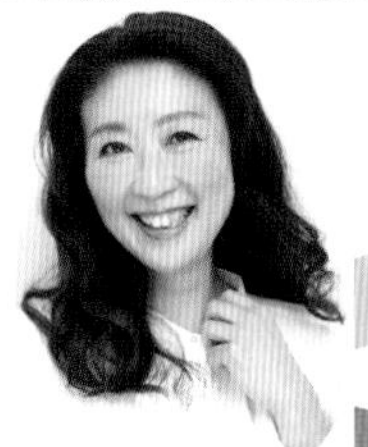
青木薫
Kaoru Aoki

こんな方におススメ

・卒後1～3年　・復職に不安があり学び直したい方
・後輩指導・新人教育を任された方
・院内教育のコツを知りたい
・後輩と一緒に参加も大歓迎
・歯科衛生士業務の確立のヒントに！

歯科衛生士臨床のBASIC of BASIC

基礎知識 2日間コース

2022年4月24日(日)・5月15日(日)

基礎コースでは、自立した歯科衛生士になる心構えを学び、患者さんと向き合う前に必要なことを学習できます。歯科医院の成長に寄与できる歯科衛生士になるための、第一歩を踏み出してみませんか。

1. 歯科衛生士の基礎の基礎
2. 歯周病をきちんと学びなおす
3. う蝕予防をきちんと学びなおす
4. メインテナンス

基礎実習 2日間コース

2022年6月5日(日)・6月19日(日)

歯周基本治療、SPT・メインテナンスを行う際に必要な実技の基本操作を、CASKメンバー4名が丁寧にフルサポートする少人数制にこだわりました。新人さんは基本操作をマスターして、2年目以降の方は自分の癖に気づいていただき、「明日からできる！」を目指します。

1. 口腔内写真5枚撮影法
2. インスツルメント診査編
3. 超音波スケーラー&PMTC
4. インスツルメントSRP編

基礎臨床 2日間コース

2022年7月10日(日)・7月24日(日)

歯科衛生士の目で見る
初診からメインテナンスまで

歯科衛生士になり、一生懸命患者さんと向き合ってきたけど「本当にこれでいいのかな？」と迷うことありませんか？　応用コースは、症例検討を通して臨床でのちょっとした悩みを解決できるような知識を**全員で共有する参加型セミナー**です。

1. キュア編
   初診～歯周基本治療
2. ケア編
   歯周基本治療終了～継続来院
   (SPT・メインテナンス)

- **全コース受講ご希望の方へ、お得な6日間コースをご用意しています**
- **各コースそれぞれ、早期申し込み割引実施中**

詳細はこちら　https://www.tomorrow-link.com/cask.html ▶

CASKアカデミーの
ご紹介

お問合せ先

主催：株式会社トゥモローリンク
【MAIL】info@tomorrow-link.com (担当：濱田)

お問い合わせ先

お申込み先

DENTAL TOUR
株式会社コミュニケーションツアーズ　デンタル事業部 (担当：ひさだ)
【HP】http://www.dentaltour.jp/contact.html

お申込みフォーム

刊行にあたって

歯科衛生士の三大業務の１つである歯科保健指導。その実施にあたっては、担当する歯科衛生士にさまざまな知識や経験などが求められ、画一的な指導ではなかなかうまくいかないことも多くあります。たとえばブラッシング指導（TBI）や口腔衛生指導（OHI）は、ただ単にテクニックを伝えればよいのではなく、患者さんの年代・性格に合わせた説明を考えたり、時には生活の場にぐっと踏み込んで指導を行ったりする場合もあります。

本書は、歯科衛生士が日々の歯科保健指導で悩みやすい36の疑問を、「TBI/OHI」、「生活習慣」、「口腔機能」、「コミュニケーション」、「メインテナンス」、「エトセトラ」にカテゴライズしてまとめています。これらの疑問に対し、次世代の歯科衛生士を教育するために集った経験豊富な歯科衛生士“CASK アカデミー”の４名が、それぞれの見解と切り口で１つずつ端的に回答しています。

加えて、各疑問の冒頭に、読者自身の回答を記すスペースを設けています。「まずは自分なりの回答を書き出してから４名の回答を読む」、「自分の回答に４名の回答を付け加える」、「４名の回答をアレンジして自分の回答を考える」など、活用の仕方は読み手次第で何通りにもなります。自分の回答を導き出すことで、１つの疑問につき５つの回答が得られ、本書全体で180もの答えが手に入ります。これだけの引き出しがあれば、本書で取り上げられていないあらゆる疑問を解決するヒントにもなることでしょう。

若手歯科衛生士はもちろん、指導のバリエーションが少ないと感じている中堅・ベテランなど、多くの方に本書を活用いただき、患者さんを健康に導く一助となれば幸いです。

DHstyle 編集部

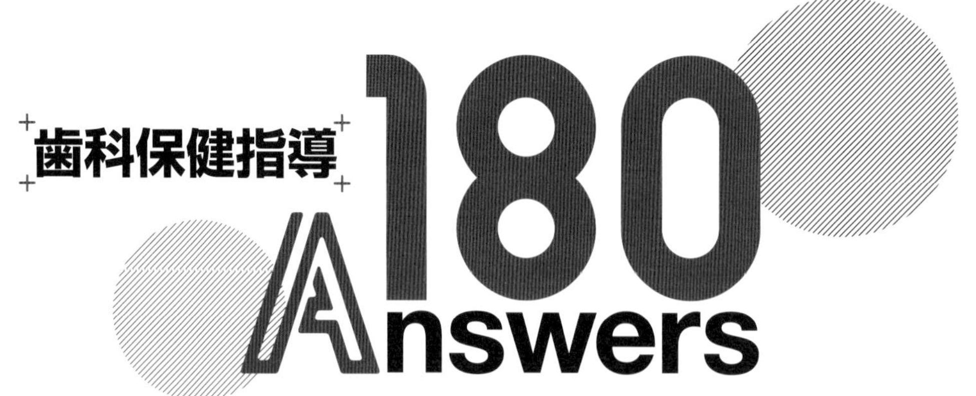

Chieko Hamada　Akiko Katayama　Shunatsu Yokoyama　Kaoru Aoki

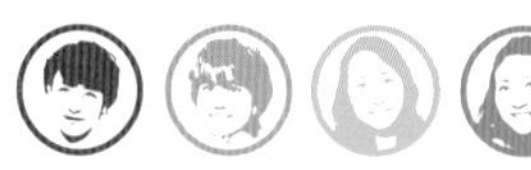

1 TBI/OHI

CASK

2 生活習慣

3 口腔機能

CASK

4 コミュニケーション

5 メインテナンス

6 エトセトラ

ブックデザイン：和歌月悦子

1 TBI/OHI

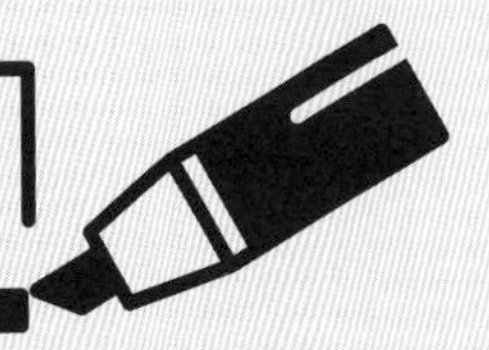

Q. 01

患者さんが長年愛用している歯ブラシが
口腔内に合っていない場合、適切な歯ブラシを
どのように勧めればよいですか。

A. 001

A. 002

新しい歯ブラシを勧める前に、セルフケア向上のために何が足りないのか、何が必要なのかを考えよう！

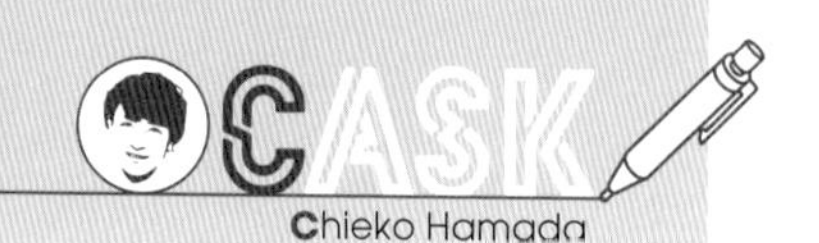

Chieko Hamada

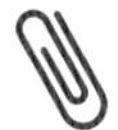

セルフケア向上のポイント

いま使っている歯ブラシの「どこがどのように合っていないのか？」を明確に説明せず、別の歯ブラシを勧めても、患者さんに納得してもらえません。私は、セルフケアの向上には押さえるべきポイントがあると考えています（**図１**）。

A：口腔内状況に合った適切な歯ブラシ（補助清掃用具含む）
B：患者のブラッシング技術（器用・不器用に左右される）
C：口腔衛生への意識・モチベーション（時間や回数などに影響する）

これら３つのポイントを考え、何が足りないのか、何が必要なのかを考えるようにしています。

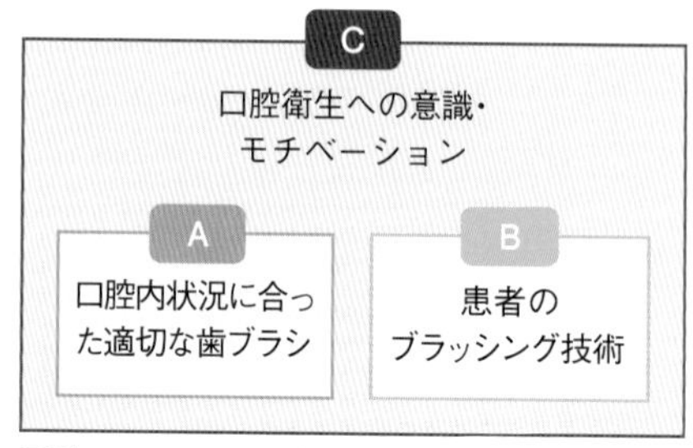

図❶　セルフケア向上のポイント。どれも重要であるが、A・Bを指導するだけでは不十分。セルフケア向上に最も影響を及ぼすのはC

ポイントの活用法

ここでは、ＡとＢに焦点を当てます。まず、患者さんの愛用している歯ブラシでブラッシング技術の向上が望めるのか。それと同時に、歯ブラシを変えることで、とくにブラッシング技術の向上が望めなくても、セルフケアの効果が上がるのかを考えます。歯ブラシを変えて効果があるならば、「いまの歯ブラシを使用しているより、新しい歯ブラシのほうが同じ時間磨いても効果が上がると思います」と説明します。歯ブラシを変えるか、ブラッシング技術を向上させるかを丁寧に説明し、患者さんに選んでもらいます。

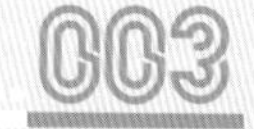

「実態」と原因を根拠に、口腔内に合った歯ブラシを提案しよう

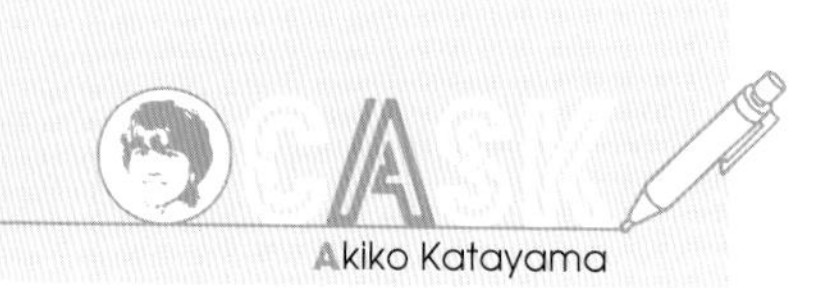

Akiko Katayama

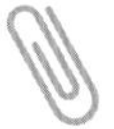

歯ブラシが合っていない理由を「実態」と「原因」を示して伝える

患者さん本人が納得できる理由を示さなければ、長年愛用

している歯ブラシの変更は困難です。現在の歯ブラシが患者さんの口腔内に合っていないと判断するには、その歯ブラシの使用によって生じている「実態」と、それを引き起こす「原因」の分析が必要です。それらが、他の歯ブラシを勧める根拠となります。

たとえば、臨床でよくある「実態」の１つは、歯肉退縮や外傷です。**図２**は、ブラッシングの過剰な圧と不適切な操作がおもな「原因」と考えられますが、歯ブラシの種類が患者さんの性格、手指圧に合っていないとも考えられます。歯肉退縮や外傷は見てわかる軟組織の変化であり、術者は指摘しやすく、患者さんは歯ブラシを変えたことによる自己評価をしやすくなります。口腔内写真やIOS（口腔内スキャナ）データなどの視覚的なアイテムを用いれば、患者さんにスムーズに伝えられます。他のケースでも同様に対応できます。

私は日ごろすべての患者さんに、「口腔内は変化（歯肉の形態や位置、厚みなど）します。変化に応じて適切な道具も変わりますので、適宜ご案内します」と伝えています。このように話すと、セルフケアグッズ変更の必要性を理解してもらいやすいと考えています。

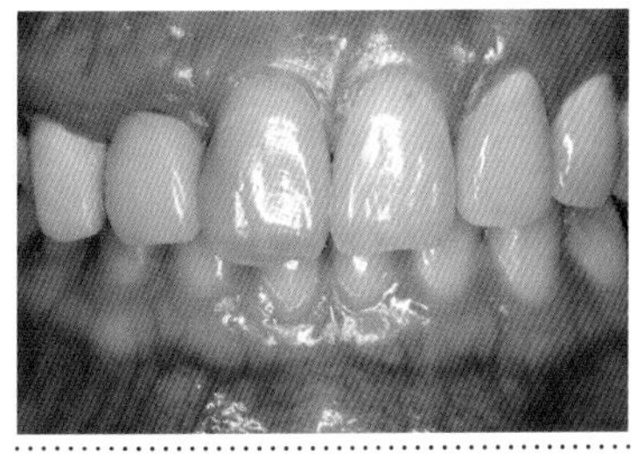

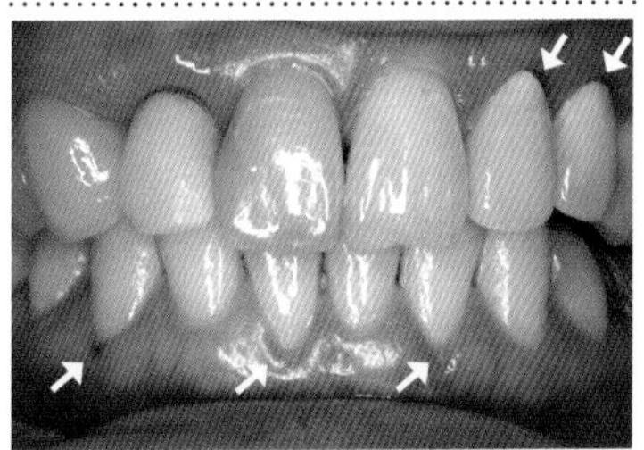

図❷　40代、女性。３ヵ月間隔で継続来院しているが、通院３年目を経過したあるとき、いままではみられなかった歯肉退縮とクレフトあり。確認すると、他院にてワンタフトブラシ１本で全顎のブラッシングを行う方法をうかがい、その方法を続けているとのこと。おそらく、過剰なブラッシング圧と不適切な操作によるものだと考えられる

CC4

セルフケアのヒアリングをヒントに提案しよう

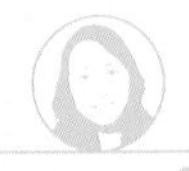

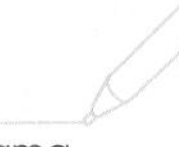

Shunatsu Yokoyama

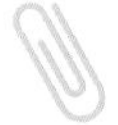

歯ブラシを変えるのは容易ではない

患者さんが長年愛用している歯ブラシを変えることは容易ではありません。患者さんの歯ブラシが適切ではないから、まったく違うものに変えてほしいというのではなく、患者さんが簡単に取り入れられるような提案をしましょう。

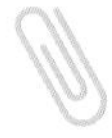

１日に何回歯磨きをしていますか？

まずは、現状のセルフケアについてヒアリングします。たとえば、「１日に何回歯磨きをしていますか？」と聴いてみるのはいかがでしょうか。患者さんが「朝・昼・夜の合計３回磨いている」と答えた場合、そのうちの１回だけでもよいので、歯ブラシを変えるように勧めてみましょう。その際、現在使用している歯ブラシを否定するのではなく、患者さん

の口腔内により合っているものとして、簡単に根拠などの理由を添えて説明しましょう。

夜はお風呂場で歯を磨くという患者さんもいます。そのような方には、お風呂場に置いている歯ブラシを変えるように提案してみましょう。また、職場で歯を磨く方には、朝と夜はいつもどおりの歯ブラシで、昼間だけ歯間ブラシを併用してもらうなどの工夫もよいと思います。このように、それぞれの患者さんにとってストレスなく、歯ブラシを変更しやすいタイミングをみつけるとよいでしょう。

A.005
患者さんが同じ歯ブラシを愛用する理由を尊重しつつ、より口腔内に合ったものを提案しよう

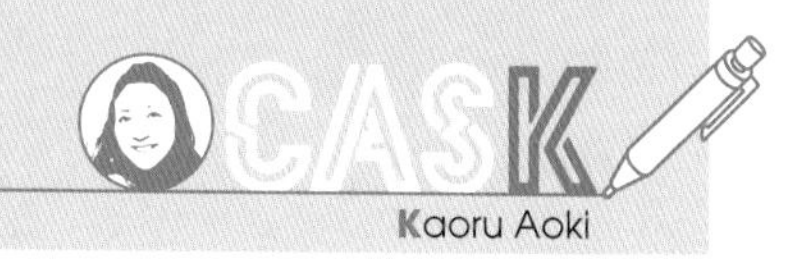

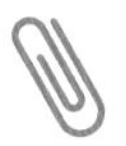

患者さんの考えを尊重する

患者さんが同じ歯ブラシを愛用している理由は何でしょうか。「ただ単に気に入っている」、「何となくいつも購入する」、「家族が買ってくる」などが考えられます。それらの理由をヒアリングして把握・尊重したうえで、なぜ変更する必要があるのかをお話ししましょう。ここでのポイントは、「歯ブラシがあなたの口腔内に合っていない」ではなく、「あなたの口腔内にもっと合う歯ブラシがあるから勧めたい」と伝えることです。合っていないと否定されるより心のダメージが軽く済み、受け入れてもらいやすくなります。

また、以前通院していた歯科医院や担当していた歯科衛生士から勧められたケースも少なくありません。そのような場合にも以前の歯科保健指導を否定せず、口腔内は経年変化するものであり、現在の口腔内に合った歯ブラシを使ってほしいというニュアンスで説明しましょう。

歯ブラシの変更が難しい場合

理由を説明しても歯ブラシの変更が難しい場合には、歯ブラシの使い方を工夫する、歯磨剤とのコンビネーションを考えるなどの対応でもよいと思います。歯面や歯肉に負担なくプラークを除去できることが重要なので、それが叶えられるのなら、無理に歯ブラシを変更しなくてもよいでしょう。

1 TBI/OHI

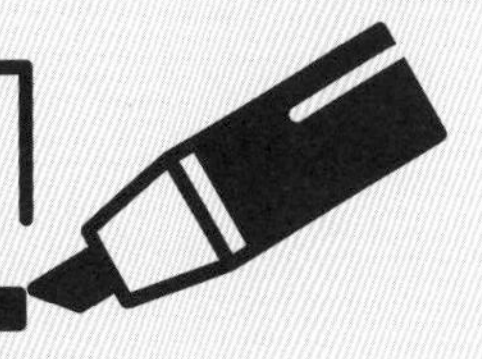

Q.02

補助清掃用具の使用が必要な患者さんが、
歯ブラシ以外は使わないと主張しているとき、
どのように指導すべきですか。

A.006

A.007

どうしたら補助清掃用具を使ってもらえるかをヒアリングし、個々に合ったアプローチをしよう

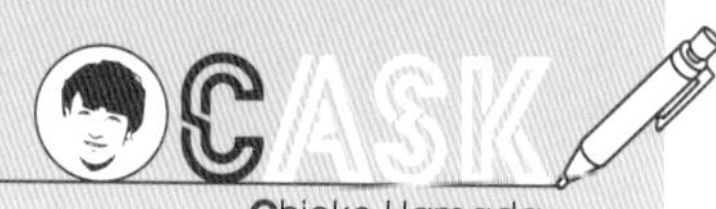

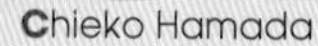
Chieko Hamada

どうしても補助清掃用具が必要？

まず、「どうしても補助清掃用具を使用しなければならないのか？」をいま一度考えましょう（図1）。ここでは、2とおりに分けて考えます。

①どう考えても、歯ブラシのみのセルフケアでは難しい場合
②たくさんあるブラッシング方法を駆使することで、補助清掃用具を使わずに済む可能性がある場合

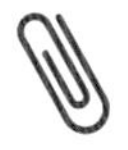

使ってもらえるための工夫

①の場合、患者さんが補助清掃用具を使いたくない理由はさまざまですが、ここではよくある理由を挙げます。

「とにかく面倒で、そもそも磨く意味がわからない」という場合は、口腔衛生からのアプローチが必要です。

また、「以前使ったけれど、痛いうえに効果を感じられなかった」という場合もあります。たとえば、歯間ブラシはジャストサイズで使いこなすのが難しいため、1つ下のサイズから指導します。小さいサイズでスイスイ使用できるようにすることで、習慣化を目指します。

②の場合は、バス法やスクラッビング法などメジャーな方法だけではなく、マイナーなブラッシング方法を組み合わせることで清掃できないかを検討してみましょう。

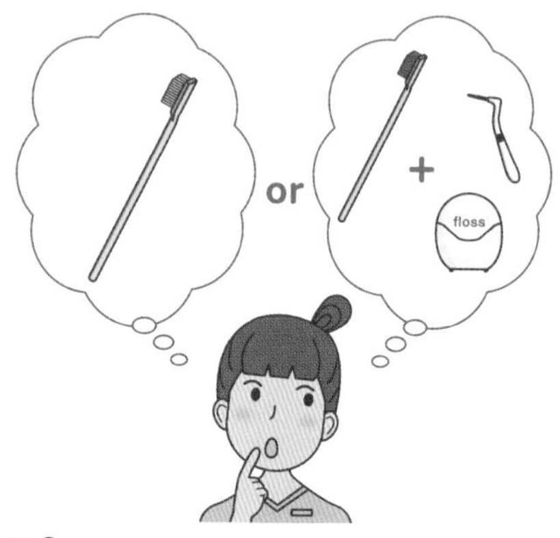

図❶　どうしても補助清掃用具が必要かを考える

A.008

患者さんの真意を確認し、助言・提案型のTBIで不満を取り除こう

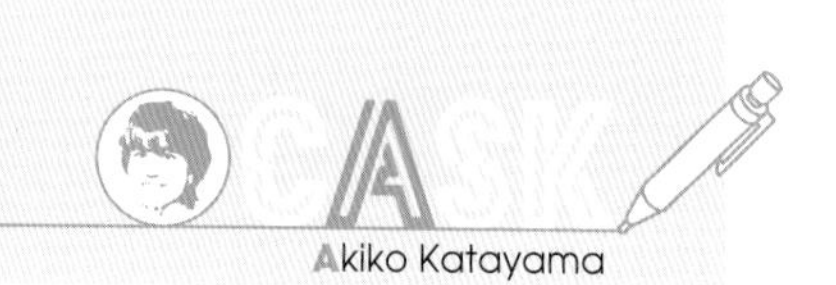

Akiko Katayama

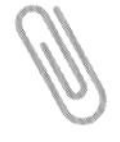

主張の裏にある真意を探る

まず、患者さんに歯ブラシ以外を使いたくない理由を聴きます。強い意見や持論を主張する場合は、そこに至るまで何

かの出来事があったと想像されます。たとえば、補助清掃用具を使い、外傷が生じて痛みが出た経験があるのかもしれません。あるいは、うまく使えず、そのたびに厳しい指導を受けて嫌な思いをしたのかもしれません。これらは、私が実際に患者さんからうかがった理由です。まずは患者さんに尋ね、真意を確かめましょう。

次に、各々の主張に共感し、その解決を図ります。前述の例であれば、補助清掃用具は適切に操作すれば安全であることを実技トレーニングで体験してもらいます。患者さんの自尊心を傷つけないように配慮し、指導ではなく助言・提案型の TBI を行い、不満を取り除くとよいでしょう（**図2**）。

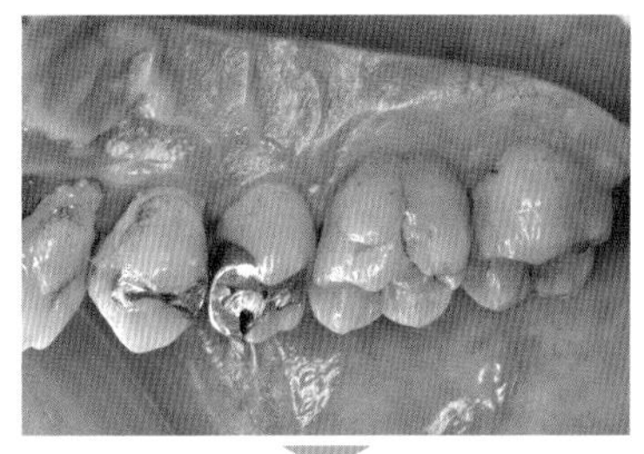

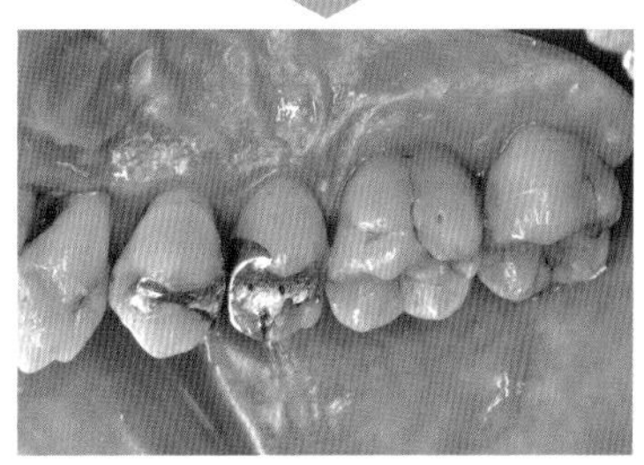

図❷　50代、男性の口腔内写真、歯周基本治療実施前（上）と終了時（下）。口腔内写真と歯肉出血部位（%もしくは歯数で提示）の比較評価を患者さんと共有し、行動の継続に繋げる

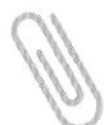

補助清掃用具が必要な理由を客観的な資料を提示して伝える

そのうえで、なぜ補助清掃用具が必要なのかを説明します。このとき、一般論ではなく個々に必要な理由を伝えます。あるいは、補助清掃用具を使うメリットを、データや症例を用いて紹介します。その後、実際に本人の写真や数字で比較評価したもので変化を共有し、行動の継続に繋げます。

002

患者さんに補助清掃用具の必要性を理解してもらおう

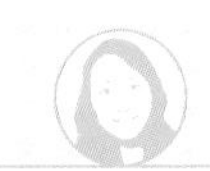

Shunatsu Yokoyama

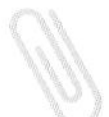

補助清掃用具の使用を長期目標に設定する

読者のみなさんは、患者さんにはすぐにでも補助清掃用具を使ってほしいと思うでしょう。しかし、患者さんのセルフケアに対するモチベーションが上がり、補助清掃用具を使いたいと自主的に思うまでは、導入は難しいでしょう（**図3**）。

補助清掃用具を使ったセルフケアを長期的な目標として考え、どのタイミングで勧めるのが効果的かを意識しながら、数回に分けて指導しましょう。たとえば、来院時に毎回染め出しを行い、補助清掃用具を使用してほしい箇所のプラーク付着状況を確認してもらいます。なぜ毎回同じ部分にプラークが付いているのかを、患者さんにも考えてもらいましょう。そして、補助清掃用具が必要であると患者さん自身が思い、行動が変化するのを待ちましょう。

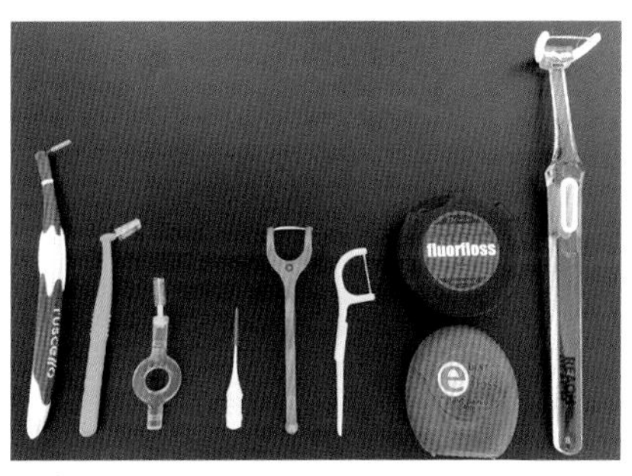

図❸　歯科医院専売の補助清掃用具の一例

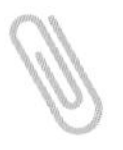

補助清掃用具を使いたくない理由

患者さんが補助清掃用具を使いたくないと主張している場合は、その理由を確認しましょう。使用を拒否するには、さまざまな理由があります。初診時に使いたくないと言われてすぐに、「なぜですか？」と尋ねるのではなく、指導を進めるなかで、信頼関係が築けたころに確認してみるのがポイントです。

A. 010 補助清掃用具の必要性を明確に説明し、患者さんの行動変容を待とう

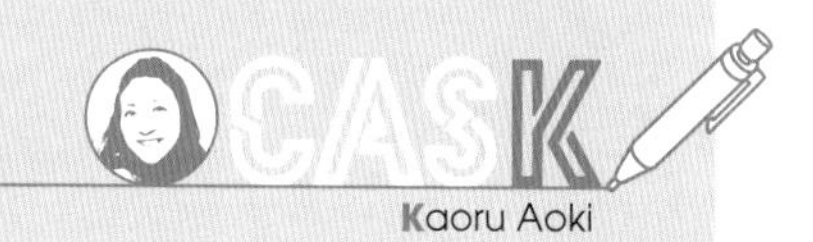

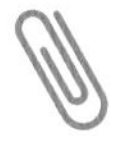

口腔内写真などを用いて、必要性を明確に説明する

補助清掃用具を使う必要性が患者さんに十分に伝わっていることが大切です。単に「使ってください」と伝えるのではなく、なぜ使う必要があるのかを明確に説明しましょう。その際は、患者さん本人の口腔内写真や歯周組織検査などの資料を用いるのが効果的です。もちろん一般的な媒体でもよいのですが、他人の資料を示されるより、患者さん本人のもののほうが“自分事”として捉えやすく、健康教育がうまくいくと思います（図4）。

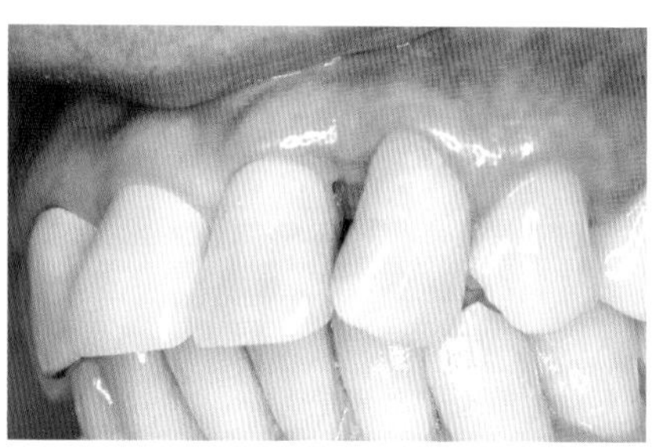

図❹　50代、男性。なぜ補助清掃用具が必要なのかを患者さん本人の口腔内写真を用いて説明する

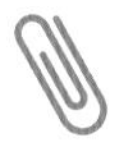

それでも使いたくない場合はその理由を尋ね、行動変容を待つ

根拠を示して説明しても、補助清掃用具を使いたくないという患者さんには、その理由を尋ねてみましょう。

以前、「別の歯科医院で補助清掃用具の説明を受けたが、上手にできなかった」、あるいは「セルフケアとして習慣化できずに注意を受けた」など、実行に移したくない理由があるのかもしれません。そのような場合には患者さんを急かすことなく、補助清掃用具を使うことにどのようなメリットがあるのかをより具体的に伝え、気持ちが前向きになるように働きかけます。

1 TBI/OHI

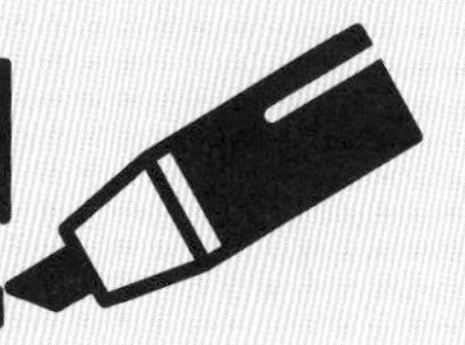

Q.03

患者さんがあまり器用ではなく、
補助清掃用具を指導どおりに使えません。
どのように指導すればよいですか。

A.011

A. Q12

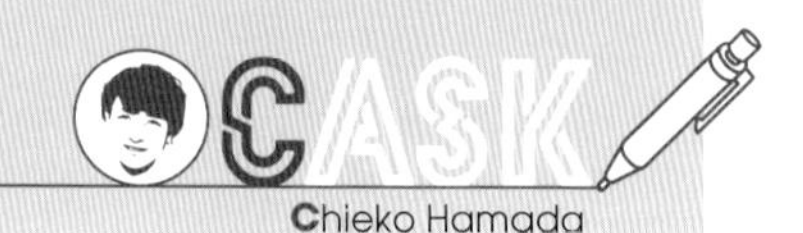

患者さんが実践しやすい指導をしていますか?

Chieko Hamada

使用する患者さんに配慮した指導をしよう

補助清掃用具を指導する際、術者側の考えで処方する場合が多いですが、実際に使うのは患者さんです。しかも、使用するのはユニットに座ってではなく、自宅や職場です。そのことを考えなければ、指導どおりの使用方法はなかなか定着しません。これに加え、患者さんのモチベーションや器用・不器用かなどを確認したうえで、適切な指導をしましょう。

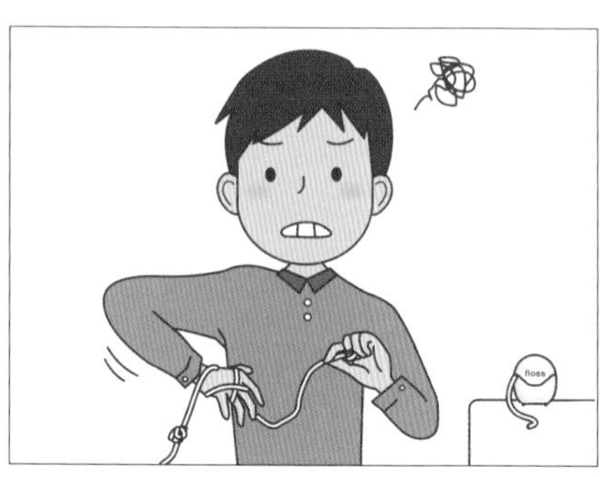

図❶　ロールタイプの使用は術者が考えるより難しい

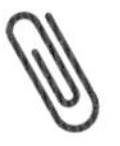

補助清掃用具の説明に精通し、患者さんに選択してもらう

デンタルフロスを指導する際、コストを考えてロールタイプを勧める方もいます。もちろん使いこなせればよいのですが、不器用な患者さんには難しいです（**図1**）。不器用な方には、F字・Y字などのホルダータイプも検討しましょう。とくに、初めて使用する患者さんには、ホルダータイプがお勧めです。また、歯間ブラシはストレート型とL字型があります。固定点を置いての使用が望ましいので、部位や患者さんの器用さなどを考慮して提案します。

歯科衛生士は、どの補助清掃用具の使い方も説明できるようにし、どれを使用するかは患者さんに選んでもらいましょう。その際は、補助的清掃用具を使用するメリットを忘れずに伝えたいですね。

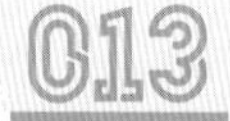

A. Q13

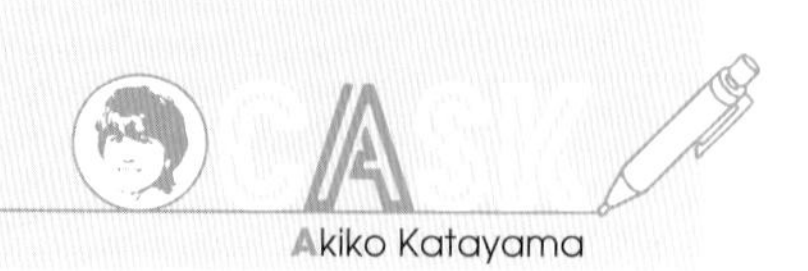

器用さは人それぞれ。大切なのは、個々人に合わせて毎日簡単に使えるものであること

Akiko Katayama

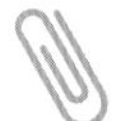

習得の速度は個々人で異なる

デンタルフロスや歯間ブラシを思うように動かすのは、本当に難しいことであると理解しましょう。歯科衛生士の操作

を真似できる患者さんは少なく、習得までの速度も個々人で異なります。臨床では、そのことをつねに念頭において指導します。新たなスポーツを始める気持ちでトライしてもらい、1回の指導で使用の可否を決める必要はありません。

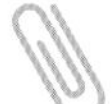

個々に合った操作方法を一緒に考える

デンタルフロスの基本操作は説明しますが、手指を含む体の動かしやすさは本人が最も理解しているため、指導どおりに使ってもらうことにこだわらなくてよいでしょう。日常生活のセルフケアですから、行いやすい操作方法をともに考えてもよいと思います。歯科衛生士がそのようなスタンスであれば、お互いに気が楽です。そのほうが、患者さんもチャレンジしようというポジティブな心理も働くでしょう。セルフケアでは、**表1**で挙げることが最も重要だと思います。

不器用な患者さんには、操作が簡単で毎日使えそうなセルフケアグッズを見つけます。たとえばデンタルフロスなら、**図2**もお勧めです。これは両手で操作できるので、想像以上に扱いやすいです。また、ハンドルが長いため、口腔内にあまり指を入れなくて済むので楽という声もあります。

表❶　セルフケアで重要なポイント

- 毎日できる
- 簡単に使えるセルフケアグッズである
- 楽しめるならなおよい

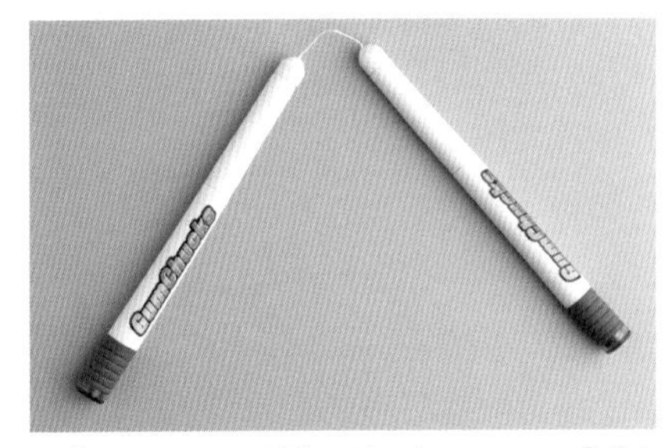

図❷　ヌンチャク型のデンタルフロス「ガムチャックス」(クロスフィールド)

Q14
歯科医院で販売する補助清掃用具を増やし、見せて試しながらワンポイントずつ指導しよう

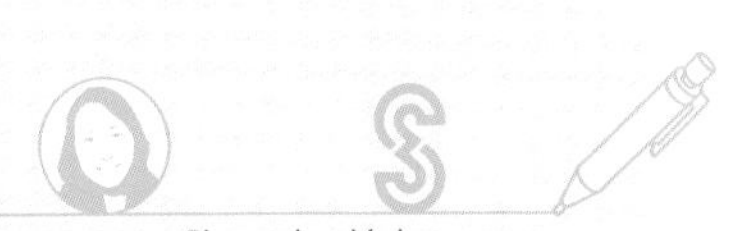

Shunatsu Yokoyama

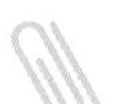

さまざまな患者さんに応じた補助清掃用具を歯科医院に揃えておく

患者さんには得手不得手があり、癖もあります。同じように指導しても、セルフケアが上達しない方もいます。とくにデンタルフロスの使用は難しく、前歯はうまくできても臼歯ができないなど、部位によっても使用状況に差がみられます。

そのような場合にも対応できるよう、歯科医院で販売する補助清掃用具を増やすとよいと思います（**図3**）。使用方法を指導した際にうまくできない場合は、すぐに代わりになるものをお勧めできる環境が大切です。その場ですぐに手に入らないと、使用に繋がらない場合もあります。また、患者さんが補助清掃用具の種類や使用方法を理解していない場合もありますので、実際に見せて試しながら使用方法を説明でき

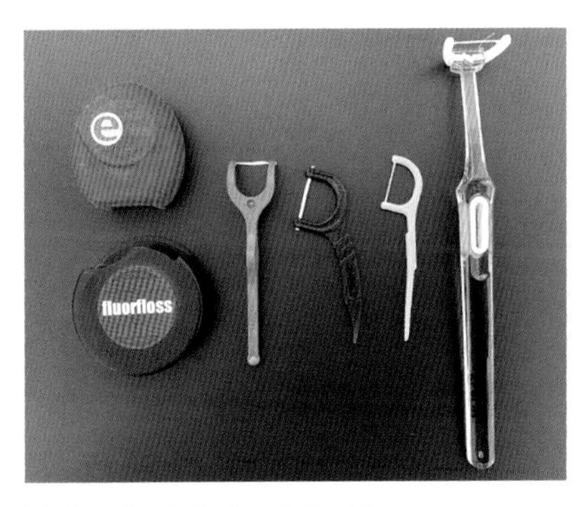

図❸　デンタルフロスの一例

るとよいでしょう。

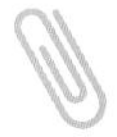

ワンポイントずつ指導する

1度で完璧に使いこなしてもらおうとせず、何回かに分けて指導しましょう。たとえば、デンタルフロスの場合は最も清掃しやすい部分を聴き、前歯であれば、「次回まで、前歯だけ使ってみましょう」と伝えます。できるようになったら、小臼歯にチャレンジしてもらい、その次は大臼歯……、というようにワンポイントずつ指導するとよいでしょう。

A. 015

最初から補助清掃用具を使いこなせないのは当然。指導方法や補助清掃用具の変更を検討しよう

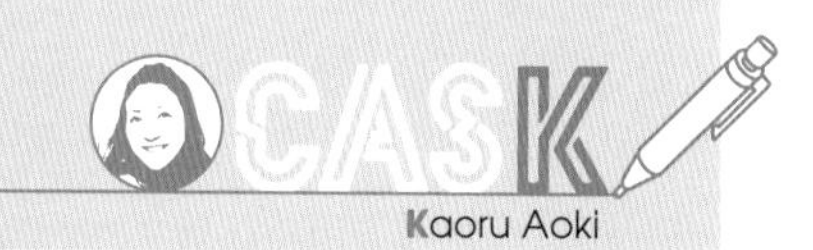

Kaoru Aoki

補助清掃用具の使用にはテクニックが必要です。私たち歯科衛生士は当然使いこなせますが、初めてデンタルフロスを教わったときのことを思い出してみてください。私は高校生のときに歯科医院で教わりましたが、難しくて使いこなせず、歯科衛生士学校の授業を受けて、初めてできるようになりました。

歯科衛生士学校の授業では、教科書の図表や先生のデモンストレーション、模型上でのシミュレーションや相互実習など、さまざまな学習の場が与えられた結果、理解に繋がって技術を習得できました。患者さんも同じで、歯間ブラシやデンタルフロスを最初から使いこなせるはずがありません。患者さんそれぞれに合う伝え方があると思いますので、さまざまな角度から指導してみましょう。

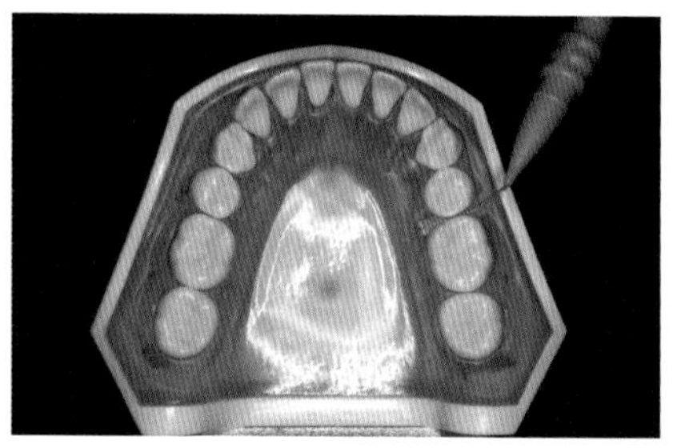

図❹　顎模型は歯間ブラシの指導にも有効

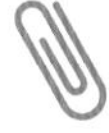

患者さんごとに指導方法を変える

ここでは、私が指導に成功した例を紹介します。患者さんと同じ向きで顎模型を患者さんの膝に置き、歯間ブラシの挿入角度を説明したところ、それまでどうしてもできなかったのにうまく使えるようになりました（**図4**）。

また、デンタルフロスの場合は、ホルダー付きのものにしてみる、ゴム製の歯間ブラシで感覚を掴んでから、通常の歯間ブラシにシフトするなど、補助清掃用具を変える方法もありますので、お試しください。

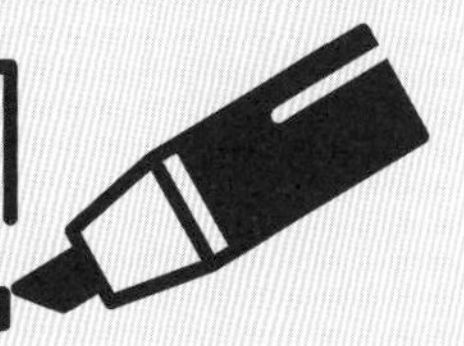

Q. 04

いくら指導してもブラッシング圧の強さを
コントロールできない患者さんに、
どのように説明すればよいですか。

A. 016

A. 017

慣れたブラッシング圧を変えるのは難しいので、電動歯ブラシを含めた新しい歯ブラシの提案も検討しよう

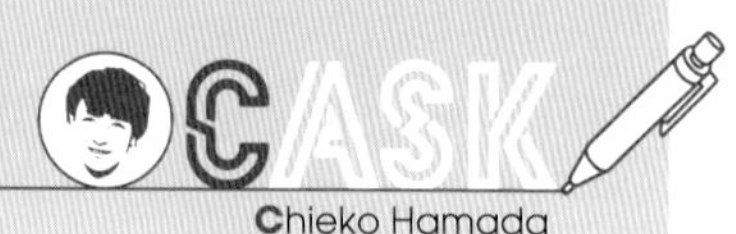

Chieko Hamada

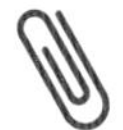

慣れたブラッシング圧は、なかなか変えられない

長年強いブラッシング圧で磨いている患者さんは、弱い圧では物足りなさを感じるので、簡単に行動変容できるものではありません（**図1**）。ここでもA002（P.10）で説明したセルフケアのポイントで考えます。ブラッシング圧（B）が変えられないのであれば、歯ブラシ（A）の毛の硬さや形状を変えることも考えましょう。

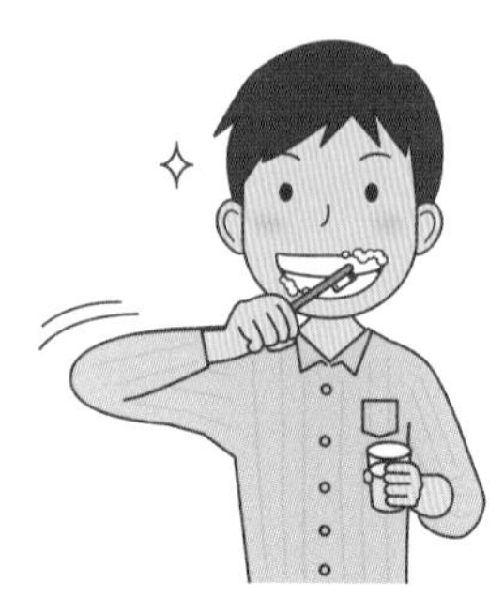

図❶　強いブラッシング圧を気持ちよいと感じている患者さんに、弱い圧で磨くように指導しても、簡単には変えてもらえない

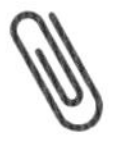

電動歯ブラシの提案も選択肢に入れる

ブラッシング圧というと、歯ブラシの毛の硬さばかり気にする方がいますが、毛先の形状やヘッドの大きさ、ハンドルの形状なども大事です。勤務先の歯科医院で販売している歯ブラシはもちろん、市販の歯ブラシの情報も収集しましょう。

患者さんによっては、歯ブラシを動かそうとするだけで圧をかけてしまう方もいます。そのような方には、歯面に毛先を当てる指導が中心となる電動歯ブラシの使用も選択肢に入れます。電動歯ブラシを動かす際、手用歯ブラシと同様に、強く圧をかけてしまう可能性もあるので、導入時は丁寧な説明が必要です（導入方法はA077［P.70］参照）。

A. 018

ブラッシング圧が強い患者さんの傾向を捉え、工夫した磨き方を助言しよう

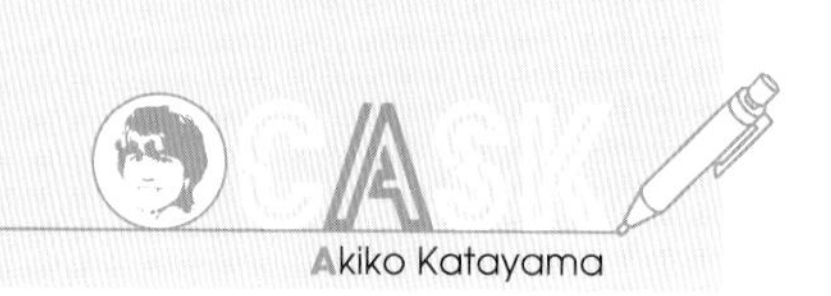

Akiko Katayama

身に染みついている強いブラッシング圧のコントロールは、私のなかで最も難しいTBIに入ります。長期戦になりやすいので、焦らずにさまざまな工夫・手法を提案するとよいでしょう。経験上、ブラッシング圧が強い方は、①すべての日

常動作で手指に力を込める、②ながら磨きを行うことが多い、③歯磨きはガシガシと音を立ててダイナミックに磨くものと思い込んでいるケースが多く、いずれも無自覚です（**表1**）。ちなみに、私が主宰する片山塾の塾生に尋ねたところ、ブラッシング圧が強い患者さんのほとんどが50代以降の男性という返答でした。

表❶　ブラッシング圧が強い患者さんの傾向

①問診票の裏に字が浮き出るほど筆圧が強い
②テレビやスマートフォンを見ながら磨き、ブラッシング操作に集中しない
③昭和世代はCMや映画で、ダイナミックな歯ブラシストロークとガシガシ音を見聞きしており、当たり前だと思っている

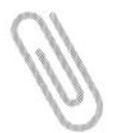

磨き方を工夫する

手指の力が強い方がながら磨きを行うと、さらに力が入る傾向がありますし、磨きムラはますます悪化します。まず、③の刷り込みイメージを視覚的・感覚的な方法で払拭するとよいでしょう。術者磨きによる体感は効果的です。また、上腕運動筋を含む腕全体を使った操作は力が入りやすく、ダイナミックな動きになりやすいです。座位で机に利き手の肘を付け、前腕運動筋のみを使うように助言すると可動域が狭くなり、自然に細やかな操作になると思います。手磨きから高機能の電動歯ブラシに変えてもらうことで解決する場合も多いです（**図2**）。

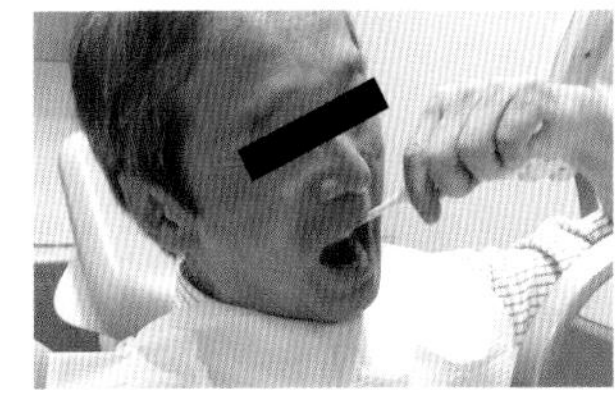

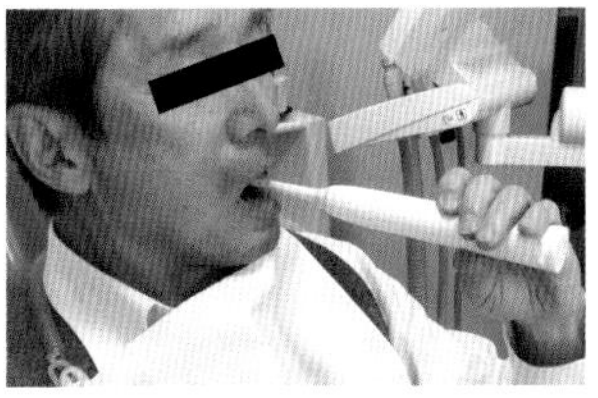

図❷　手用歯ブラシ（上）と電動歯ブラシ（下）のグリップ操作の違い

Q19 ブラッシング圧の強さを患者さん自身が気づくように誘導しよう

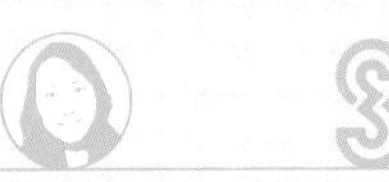

Shunatsu Yokoyama

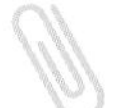

ブラッシング圧が強いことを理解してもらう

ブラッシング圧が強い患者さんには、「強く磨かないと汚れを落とせない」、「優しく磨いてもスッキリしない」という方がいます。そのような方にはまず、ブラッシング圧の強さを自覚し、歯肉が傷ついていることを理解してもらう必要があります。

また、自分のブラッシング圧が強いとは思っていない患者さんは、ブラッシングのせいで歯肉が傷ついていると伝えても、本当にそうなのか、ピンとこない方もいます。そのような場合には、患者さんが普段使用している歯ブラシを持参してもらいましょう。新品の歯ブラシと患者さんが持参した歯ブラシを比較し、毛先の広がりを見せ、ブラッシング圧が強いことに自分自身で気づくように誘導します（**図3**）。

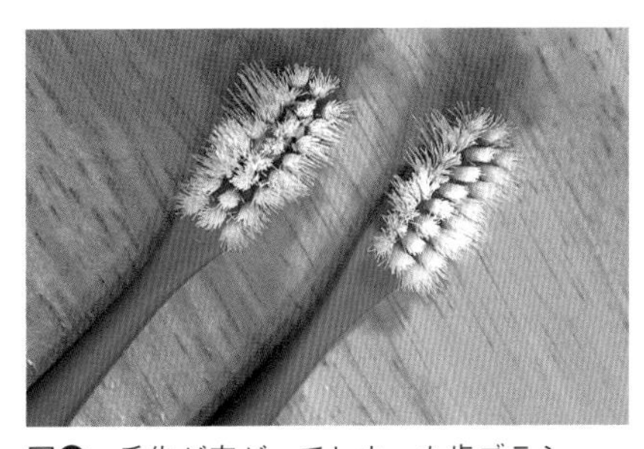

図❸　毛先が広がってしまった歯ブラシ

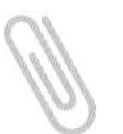

毛先の軟らかい歯ブラシの使用を勧める

歯肉が傷ついていることを、鏡を使ったり、口腔内写真を見せたりして伝えましょう。患者さんが興味をもったら、毛先の軟らかい歯ブラシを紹介します（図４）。また、パワーコントロール機能がついた電動歯ブラシの使用もお勧めです。

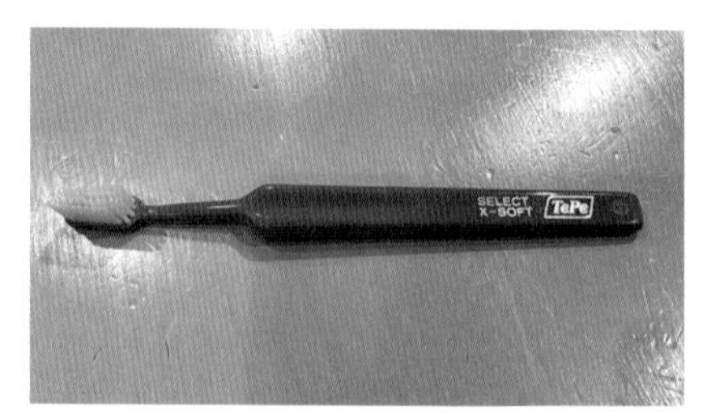

図❹　毛先の軟らかい歯ブラシの一例。TePeセレクト™エクストラソフト歯ブラシ（クロスフィールド／エルバ）

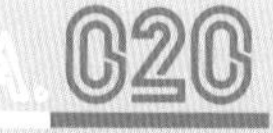

A. 020

どんな癖でも正すのはたいへんなこと。改善後も継続できるようにサポートしよう

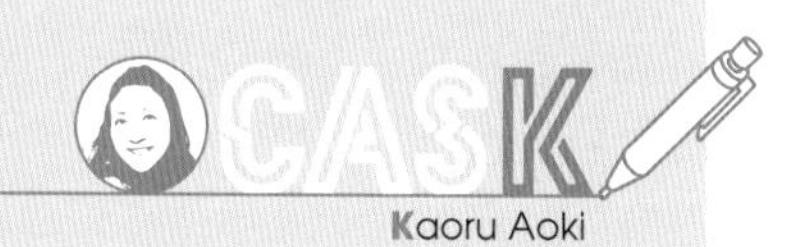

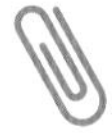

患者さんに改善が必要であると認識してもらう

まずは歯科衛生士が、なぜブラッシング圧が強いと問題なのかを明確に説明します。“ブラッシング圧が強い＝いけないこと”という情報だけでは、患者さんの心は動きません。癖の改善は、まず本人が「その行為が好ましくないと認識する」ことから始まります。つまり、患者さんがブラッシング圧が強いことが好ましくないと理解しなければなりません。ただ「歯ブラシはやさしく当ててください」と指導するだけでは、説得力としては少し弱いです。

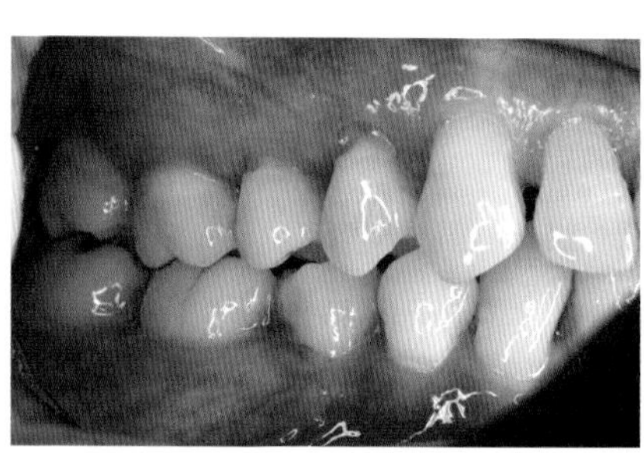
図❺　この部位をどのように磨いたらよいのか、改善する必要性をわかりやすく示す

具体的な問題を示す

患者さんの口腔内に歯ブラシによる擦過傷がある、歯肉退縮があるなどの問題が起こっていれば、口腔内写真などを用いてわかりやすく示しましょう（図５）。セルフケアで歯ブラシの毛先がすぐに開いてしまう場合は、ブラッシング効率が落ちるなど、患者さんにとってのデメリットを伝えます。

日常生活において、どのような癖でも修正するのはたいへんです。体の癖や口腔習癖など、みなさんにも思い当たることはあるでしょう。患者さんのブラッシング圧が改善されたら、それらも放置せずにきちんと評価して褒めます。そして、その状態を継続できるようにサポートしましょう。

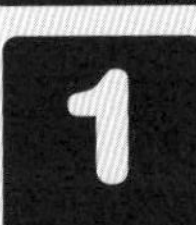

TBI/OHI

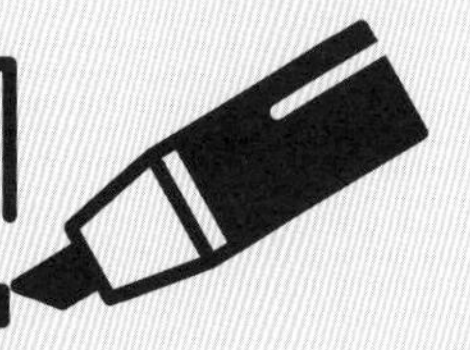

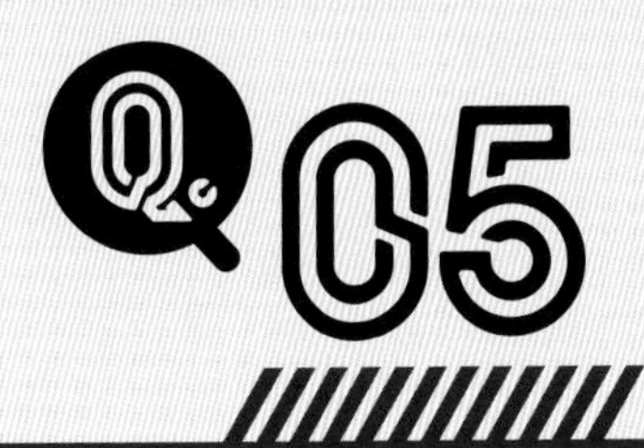

Q.05

嘔吐反射のある方に、どのようにセルフケアを指導すればよいですか。

A.021

A. Q22

口呼吸の患者さんには鼻呼吸の指導を行い、軟らかい毛の歯ブラシやワンタフトブラシを処方しよう

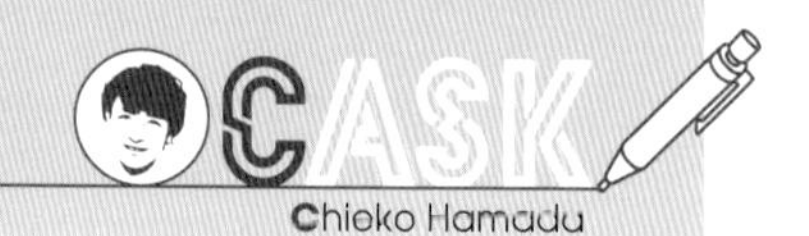

Chieko Hamada

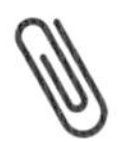

嘔吐反射の原因はさまざま

診療室では、印象採得時やX線撮影時に患者さんが嘔吐反射をすることがあります。セルフケア時にも、歯ブラシを口腔内に入れただけで嘔吐反射を起こしてしまう患者さんがいます。嘔吐反射は、咽頭付近にものが入ってしまった場合には必要な防御反応ですが、それが過剰だと、さまざまな支障を来します。

嘔吐反射のおもな原因は、歯科治療によって引き起こされる極度の緊張や不安、トラウマなどの心理的要因もありますが、口呼吸の患者さんが鼻呼吸を強いられるために起こるケースも考えられます。

口呼吸患者さんへの対応法

まず、口呼吸の患者さんには、鼻呼吸を習慣にする指導をします。セルフケア時に鼻呼吸ができれば、嘔吐反射が大幅に軽減することも多いです。しかし、いつまでも鼻呼吸ができるようになるのを待つわけにはいきません。

私の指導方法は2つあります。①口腔内への異物感を軽減するため、軟らかい毛の歯ブラシを使用してもらいます。それでも磨けない場合は、②ワンタフトブラシの使用を勧めます（**図1**）。毛の長さなどの仕様は、患者さんに合わせたものを処方しましょう。

図❶　TePe コンパクトタフト™（クロスフィールド／エルバ）。短めの毛のドーム型ワンタフトブラシで臼歯部や歯頸部に当てやすいので、重い嘔吐反射の方に勧めることもある

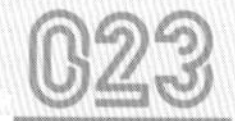

個々人によって嘔吐反射のトリガーポイントは異なる。心因性が疑われる場合は、脱感作療法を行ってみよう

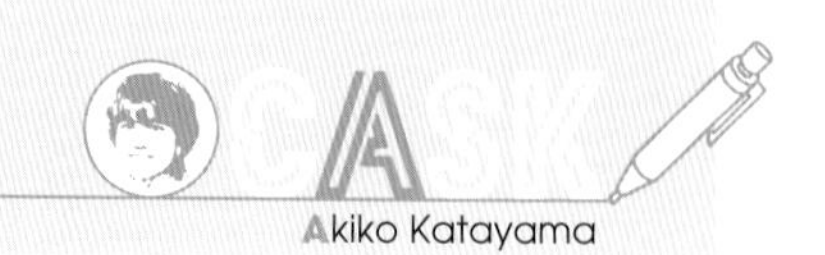

Akiko Katayama

歯ブラシを口腔内に入れるだけでえずく患者さんのなかには、歯周基本治療などで、診査器具が口腔内に触れても反応しないのに、自身で歯ブラシを入れるときだけ奥のほうでえずく方、あるいは上顎前歯に診査器具が触れるだけでえずく

のに、オフィスホワイトニングで広範囲に触れるのは問題ない方など、さまざまです。

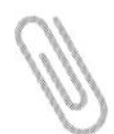

脱感作療法で不安や恐怖を取り除く

口腔内を触られたときに吐き気を引き起こす現象は、異常絞扼（こうやく）反射といいます。これが極度に強い方は、ごく浅い部分でも吐き気を生じます。しかし、食事の際の嚥下運動で喉の前後に何かが触れても飲み込めます。そのため、この場合の嘔吐反射は心因性のものと推察します。

冒頭のケースからもわかるように、個々で過敏となっているトリガーポイントが違います。おそらく、何かに対する体の防御反応で、先端恐怖症や、過去に歯ブラシのハンドルで怪我をしたなどのトラウマがあるのかもしれません。そのような場合には無理をせず、焦らないようにしましょう。不安や恐怖を取り除くために、脱感作療法を行うのもお勧めです（**図2**）。同時に、物理的清掃が困難な部分を有効成分による化学的な清掃（歯磨剤や洗口液など）で補ったり、歯科衛生士によるプロケアで支援したりすればよいでしょう。

行動療法の技法の一つ。不安神経症、強迫神経症などに対して、筋肉弛緩を行うことによって不安、恐怖の消去を行おうとする技法。不安、恐怖と筋肉弛緩とは拮抗し、後者を訓練、習得させることによって前者が取除かれる。その場合、不安、恐怖の程度が最も軽度な場合のイメージを浮ばせ、同時に筋肉弛緩を行わせることから始めて最終的に最も不安、恐怖の著しい場面へと進める。

図❷　脱感作療法（参考文献[1]より引用）

【参考文献】

1）コトバンク：脱感作療法. https://kotobank.jp/word/%E8%84%B1%E6%84%9F%E4%BD%9C%E7%99%82%E6%B3%95-93542（2021年10月11日最終アクセス）

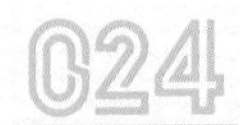

Q24
嘔吐反射が起こりやすい部位には、小さい歯ブラシを勧めよう

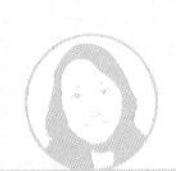
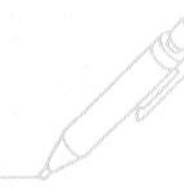

Shunatsu Yokoyama

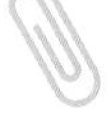

触れても大丈夫な範囲を確認する

嘔吐反射の原因はさまざまですが、精神的なものによる場合がほとんどです。まずは、どこまで触れて大丈夫なのかを確認しましょう。鏡を見ながら患者さん自身の指で口腔内に触れてもらいます。自分の指だと大臼歯までは平気でも、歯科衛生士の指だとすぐに嘔吐反射を起こす人もいます。そのような場合は、鏡を見ながら磨く部分をしっかり意識してセルフケアを行ってもらいましょう。

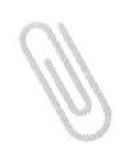

セルフケアグッズの選択

大臼歯部舌側など嘔吐反射が起こりやすい部位のブラッシングには、セルフケアグッズを変えるのも一つの手で、ワンタフトブラシやヘッドの小さい歯ブラシがお勧めです。ある

いは、乳児用の歯ブラシはブラシの毛質もよく、磨きやすい場合がありますので試してみてください。それでも難しい場合には、洗口液の活用や口腔内に汚れが残りにくい食事を紹介しましょう。

さらに、定期健診時には口腔内に触れる時間を短くする工夫や、治療時には全身麻酔ができる歯科医院への紹介など、先手を打ってその後の対応も考えておくとよいでしょう。

A. 025

どのようなときに嘔吐反射が起こるのかを確認したうえで、具体的な対策を立てよう

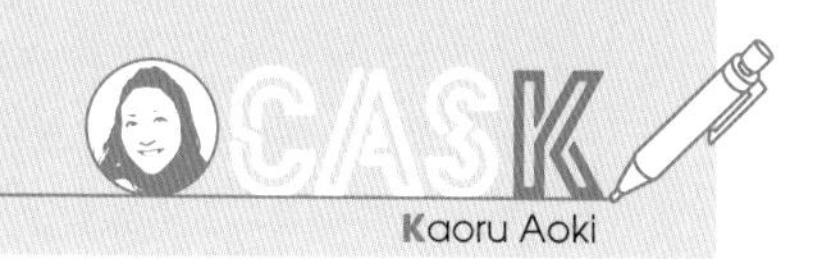

Kaoru Aoki

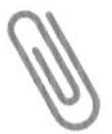

どんなときに嘔吐反射が起こるのかを確認

まずは、どのようなときに嘔吐反射が起こるのかを確認します。嘔吐反射といっても、セルフケアを行うのは平気な方、朝（起床後）だけがダメな方、デンタルミラーはダメだけど歯ブラシなら我慢できる方など、人によって異なります（図3）。

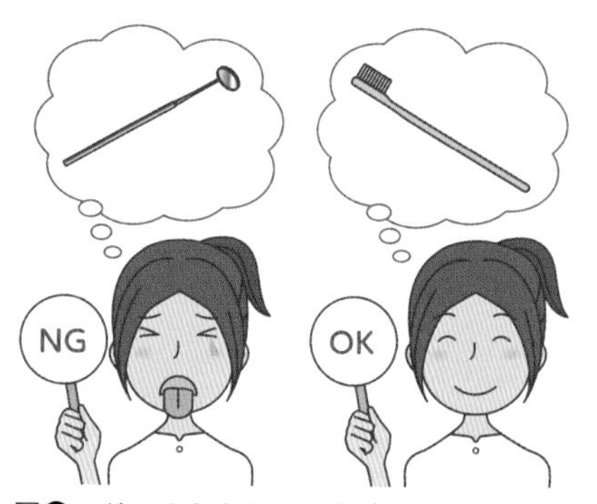

図❸ どのようなときに嘔吐反射が起こるかは人それぞれ

次に、普段はどのようにセルフケアを行っているのかを確認してみましょう。そして、歯ブラシを当てられる部位と当てられない部位を明確にします。とくに当てられない部位は、本当に嘔吐反射が原因なのかをみてください。確認してみると、磨けていないのはただ歯ブラシが当たっていなかっただけで、嘔吐反射とは関係がない場合も少なくありません。

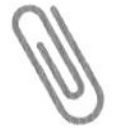

具体的な対応

嘔吐反射が原因で歯ブラシを当てられない部位を、患者さんと一緒に確認します。ただ漠然と「歯ブラシを口腔内に入れられない」とするよりも、患者さんと担当の歯科衛生士で、「この部位が磨けない」とはっきりわかると、リスク部位として対策を立てられます。

具体的な対応としては、ヘッドの薄い歯ブラシや発泡しない歯磨剤を使用する、咬合面から唇頬側面を最初に磨くなどの提案も有効です。

1 TBI/OHI

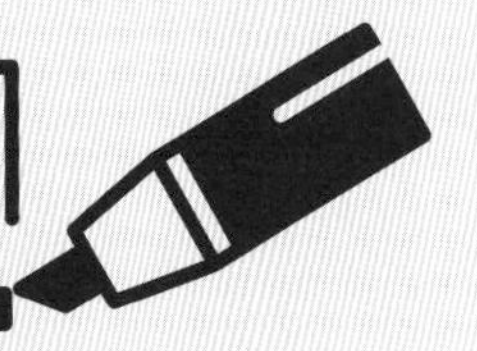

Q.06

フッ化物配合歯磨剤やフッ化物塗布のメリットを
伝えるとき、フッ素の安全性について
質問されることがあります。
どのように答えればよいですか。

A.026

A. 027

フッ化物の安全性を説明したうえで、不安を払拭できていない患者さんへの応用は避けよう

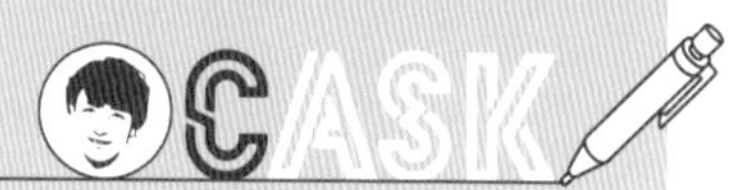

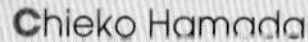

無理強いしない

私たちは、日常的にお茶や魚介類などからフッ化物を摂取しています。食品由来のフッ化物も多く、とくに海産物には高濃度で含まれています（**図１**）。歯磨剤で使用する程度のフッ化物の濃度は安全ですが（**図２**）[1]、だからといって患者さんにフッ化物配合歯磨剤やフッ化物塗布を無理強いしてはいけません。「安全だから塗布しましょう！」と安易に押しつけると、信頼関係に支障を来すので、注意しましょう。

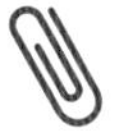

理解していない患者さんへの応用は見合わせる

まずは、「フッ化物に不安をおもちなのですね。よろしければ、具体的に聞かせてもらえますか？」と尋ねます。

フッ化物塗布の効果に疑問をもつ患者さんには、当然ながら丁寧な説明が必要です。ただし、フッ化物塗布をしたからといって必ずしもう蝕を予防できるわけではないので、う蝕の原因なども含めて説明しましょう。

体によくないと思っている患者さんのなかには、普段の食事で添加物摂取などにも気をつけている方もいます。その場合は、「お体に気を遣われていてすばらしいです」と受け止めたうえで、前述のようなフッ化物の安全性や効果を伝え、「ご心配であれば今回は塗布しないでおきますが、よろしいでしょうか？」と確認をとるようにしています。

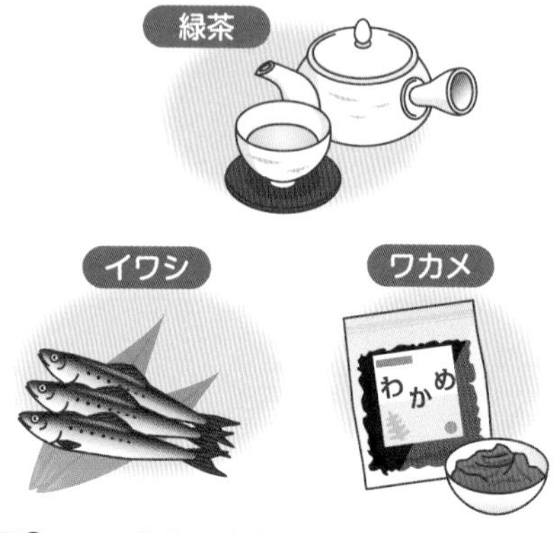

図❶　フッ化物を含有する食べもの

フッ化物配合歯磨剤の使用は、歯磨剤を使って飲み込まずにブラッシングができること、うがいができることを目安にする。３～５歳児のフッ化物配合歯磨剤の口腔内残留率は、わが国の調査では、12.5%と報告されている。1,500㎰の歯磨剤を１回0.25g（エンドウ豆大）、１日３回使用したとしても口腔内残留量は0.1㎎未満であり、急性中毒の問題はない。

図❷　フッ化物配合歯磨剤の安全性（参考文献[2]より引用）

【参考文献】

1）全国歯科衛生士教育協議会：歯科予防処置論・歯科保健指導論 第２版．医歯薬出版，東京，2020：187.
2）日本口腔衛生学会：フッ化物応用の科学 第２版．日本口腔衛生協会，2010.

A. 028

フッ化物応用の方針を院内で共有し、実施の可否は患者さんに選択してもらおう

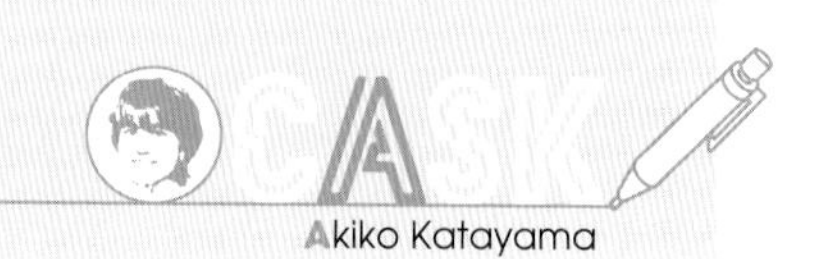

以前、ある患者さんからフッ化物について、**図３**のような問い合わせがありました。研究報告を閲覧したうえで自身の見解を述べ、歯科医院側の考えを知りたいという方は初めてでした。「賢い患者になるために」という言葉や考えが世間

に普及しているのは知っていましたが、まさにそれを体現しており、患者さんと医療従事者のかかわり方が変化したと感じたのを覚えています。

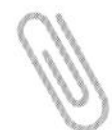

フッ化物応用の明確な方針を院内で共有する

この件がきっかけで、自院のフッ化物に対する方針を改めて確認しました。歯科医療業界のなかでも、フッ化物に対する考えは異なります。個人としてではなく、歯科医院の見解と方針を院内で共有しなければ、患者さんに明確な説明はできないと考えさせられました。

当時勤務していた歯科医院では、フッ化物の安全性と有効性を理解してもらったうえでケアに導入するという方針でした。そのため、以降に同様の質問を受けた際は、参考資料[3)]を添えて解説を行いました。フッ化物応用をするかしないかは、患者さんが選ぶという流れです。患者さんの体に使用するものですから、当然です。安全性と有効性に対する歯科医院の考えを示しても懸念がある場合は、たとえわずかであっても応用はやめてもらいます。このようなスタンスも、歯科保健指導の要点と考えています。

フッ素入りの歯磨きについてお伺いしたいと思っています。フッ素は虫歯予防になると言われる一方で、Fluoride Action Network や筧 光夫氏の研究などを根拠とした「フッ素は効果がない」、あるいは「毒性がある」などの記事もインターネットを中心に目にします。歯磨き粉は毎日口にするものなので、クリニックの考えを伺った上で、自分で考えたいと思っています。

図❸　患者さんから寄せられたフッ化物応用についての問い合わせ（原文ママ）

【参考文献】

3）眞木吉信：フッ化物をめぐる誤解を解くための12章．医歯薬出版，東京，2015.

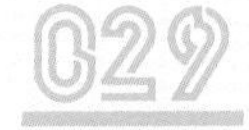

Q29 わかりやすい資料を用いて、歯科医院で統一した説明をしよう

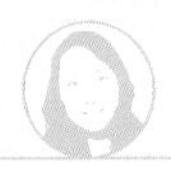

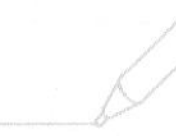

Shunatsu Yokoyama

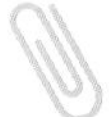

フッ化物応用への不安を与えない

フッ化物の応用は、う蝕予防には非常に効果的です。患者さんに積極的に使ってもらうには、フッ化物応用のメリットをわかりやすく伝えなければなりません（**表1**）。説明不足や曖昧な答えでは、患者さんに不安を与えてしまいます。

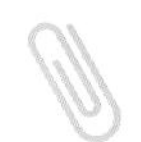

正しい知識を身につけ、歯科医院で統一した資料を用意する

フッ化物応用の説明で用いる資料には、効果・効能・種類・安全性や、オフィスケアとホームケアの違いなどをまとめておくとよいでしょう。また、年齢ごとの使用可能量など、よく質問されることもすぐ答えられるように、整理しておきましょう。

表❶　患者さんに伝えるフッ化物応用のメリットの例

- **再石灰化の促進**
  歯から溶け出したカルシウムやリンの再沈着を促進する
- **歯質強化**
  歯の質を強くして、酸に溶けにくい歯にする
- **細菌の酸産生抑制**
  歯ブラシで落としきれないプラーク中の細菌の働きを弱め、酸が作られるのを抑える

正しい知識を身につけ、歯科医院で統一した説明を行いましょう。また、患者さんがフッ化物に興味をもったら、具体的に勧められるように、歯科医院にフッ化物配合の歯磨剤を、成人用と小児用の両方とも用意しておくことが大切です。

ただし、どれだけ説明しても不安に思う人や初診時から拒否する姿勢が変わらない人もいます。そのような方には、無理に勧める必要はありません。フッ化物のメリットと安全性を簡単に伝えておくとよいでしょう。

A. 030

フッ化物応用について、何を不安に思っているのかを聴取し、個々に合わせた情報を提供しよう

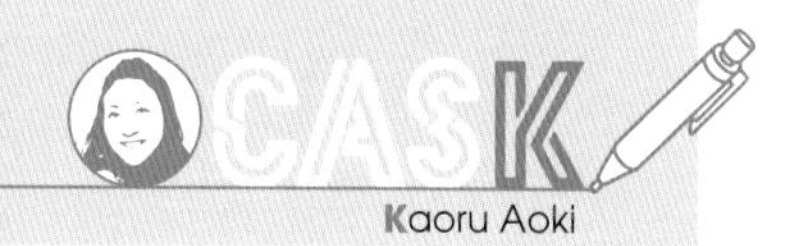

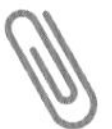

フッ化物への不安を聴き出す

フッ化物の安全性に疑問をもつ患者さんは、何かしらの不安を感じているのでしょう。ただ何となく、「フッ素といえば中毒」と思っている方もいるので、何について心配しているのかを確認しましょう。アレルギーや全身疾患をもつ方、長期にわたる応用や子どもの応用を心配している方、妊娠・出産や授乳に影響があるのか不安な方など、さまざまなケースが考えられます。患者さんがほしいと思っている情報を的確に提供できなければ、当然不安は拭えません。

患者さんに合わせた情報を伝える

フッ化物についての情報は、インターネットで検索すると数えきれないほどヒットします。歯科衛生士が根拠とするならば、日本歯科医師会ホームページの「テーマパーク8020」、厚生労働省の情報提供サイト「e-ヘルスネット」がお勧めです[4, 5]。これらのサイトには、フッ化物の知識や安全性などが掲載されています。

私たち歯科衛生士は、得た情報をそのまま患者さんに伝えるのではなく、使用する回数や年齢など個々に合わせて説明します（**表2**）。また、視覚的にわかりやすい媒体を利用するのもよいでしょう。患者さんの不安を解消するためには、適切な情報を正しくわかりやすく伝えることが最も大切です。

表❷　フッ化物配合歯磨剤の年齢別応用量
（参考文献[6]より引用改変）

年齢	使用量	フッ化物イオン濃度
6ヵ月（歯の萌出～2歳	幼児の切った爪程度の量	500ppm（泡状歯磨剤ならば1,000ppm）
3～5歳	5㎜以下	500ppm（泡状またはMFP歯磨剤ならば1,000ppm）
6～14歳	1㎝程度	1,500ppm
15歳以上	2㎝程度	1,500ppm

【参考文献】

4）日本歯科医師会：テーマパーク8020. https://www.jda.or.jp/park/
5）厚生労働省：e-ヘルスネット. https://www.e-healthnet.mhlw.go.jp/
6）日本口腔衛生学会：フッ化物応用の科学 第2版. 日本口腔衛生協会, 2010.
（URLは2021年10月19日最終アクセス）

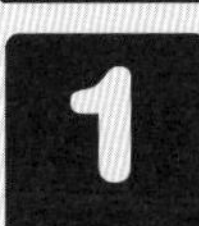

TBI/OHI

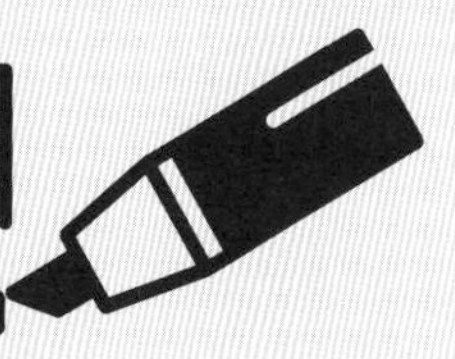

Q.07

骨隆起のある患者さんに、どのような
セルフケアを指導すればよいですか。

A.031

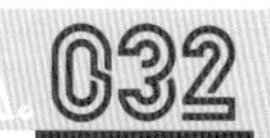

口腔内と骨隆起の状態に合わせて適切な歯ブラシと磨き方を選択・提案しよう

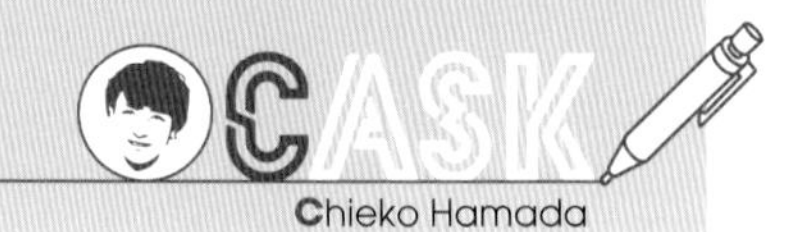

Chieko Hamada

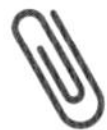

口腔内と骨隆起の状態を把握する

骨隆起には、①上顎（口蓋）隆起、②下顎隆起、③歯槽隆起があります（**図1**）。いずれの場合も、歯ブラシの毛先が多少当たっても痛みは感じません。まずは、口腔内の状態や骨隆起の位置・大きさ（厚み）を把握し、A002（P.10）で紹介したセルフケアのポイントである歯ブラシ選び（A）と磨き方（B）を考えましょう。

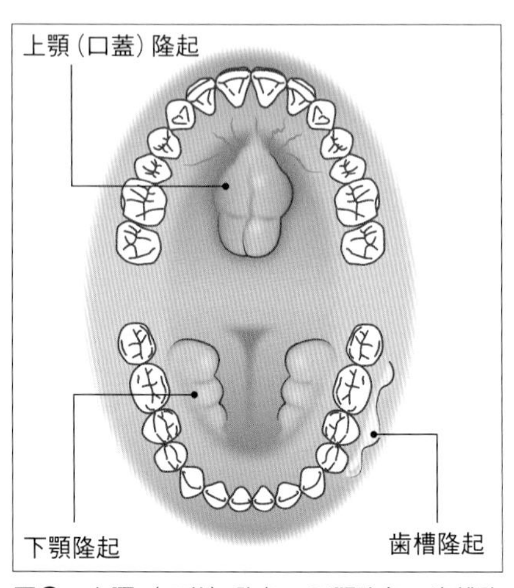

図❶　上顎（口蓋）隆起、下顎隆起、歯槽隆起

1．上顎（口蓋）隆起への対応

骨隆起の大きさにもよりますが、あまりヘッドの大きい歯ブラシでは、歯肉を傷つける可能性があるので注意しましょう。また、ストロークの大きさも重要で、私は振動させるような動かし方を勧めています。

2．下顎隆起＆歯槽隆起への対応

普通にストロークすると骨隆起にぶつかる場合、歯ブラシを振動させるように動かすだけでも、一定量のプラークを除去できます。毛が短すぎる歯ブラシは振動させにくいので、毛が長めのものを勧めましょう。

補助清掃用具は、骨隆起が大きければ、TePe のフラットタイプのタフトブラシをよく勧めています。このタフトブラシは歯面に当てたときに安定感があり、毛先を当てやすいからです。

A. 033

患者さんに自分の骨隆起の状況を把握してもらったうえでセルフケアや習慣の是正指導を行おう

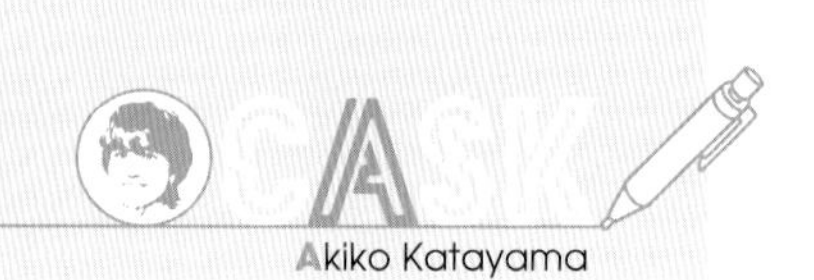

Akiko Katayama

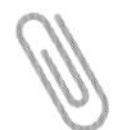

骨隆起の状況によって工夫の方法が変わる

まず TBI ですが、骨隆起の発生部位や程度によってブラッシングで注意すべき点や歯ブラシの選択が違います。たとえ

ば、**図2a** はさほど注意しなくても歯ブラシがぶつかる心配はありませんが、**図2b、c** は歯ブラシの挿入角度に工夫が必要です。また、骨隆起の大きさや形によってブラッシング操作やストロークの大きさも変わります。このように、同じ骨隆起でも状況によって工夫の仕方が違いますので、口腔内写真などで患者さんに自分の骨隆起の位置や程度を把握してもらうことが第一と考えます。歯ブラシの選択は、どの場合でも長めの毛が隆起部にぶつかりにくく安全で、妥当なことが多いです。

骨隆起はいくつかの因子が複雑に絡んで生じると考えられています。そのことから、発生の予防は難しいであろうことがわかりますが、因子の1つである力のストレスに対するケアで増殖の進行・拡大の抑制や、それに伴う痛みなどの症状の緩和に役立つことは期待できるでしょう。医療面接にて噛みしめの有無の確認や習慣の是正を解説するのも対策の1つであると思います。

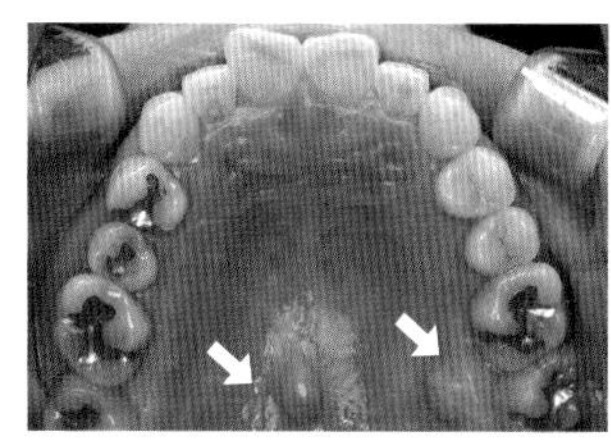

図❷a　上顎（口蓋）隆起

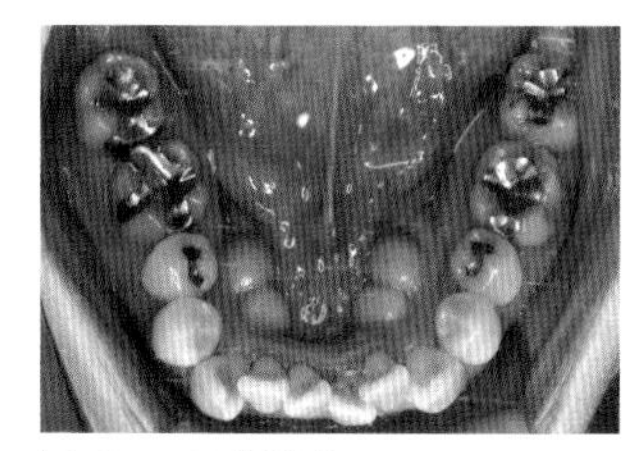

図❷b　下顎隆起

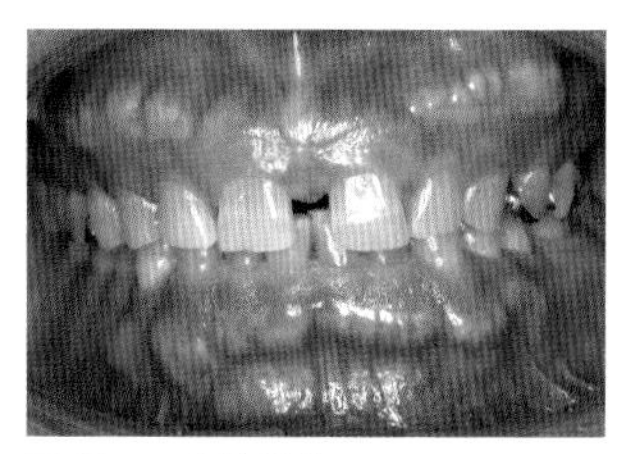

図❷c　歯槽隆起

Q34
患者さんに骨隆起を認識してもらい、操作性・継続性・機能性を意識したセルフケアグッズで指導しよう

Shunatsu Yokoyama

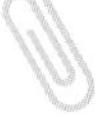

骨隆起の存在を伝える

骨隆起が何かを知らない患者さんがほとんどです。気づいたときにはすでに骨隆起があり、異常と認識している方はあまり多くはありません。骨隆起のある患者さんには、それがない正常な口腔内写真を見せます。そして、自分自身の口腔内写真と見比べ、異常に気づくように促しましょう（**図3**）。

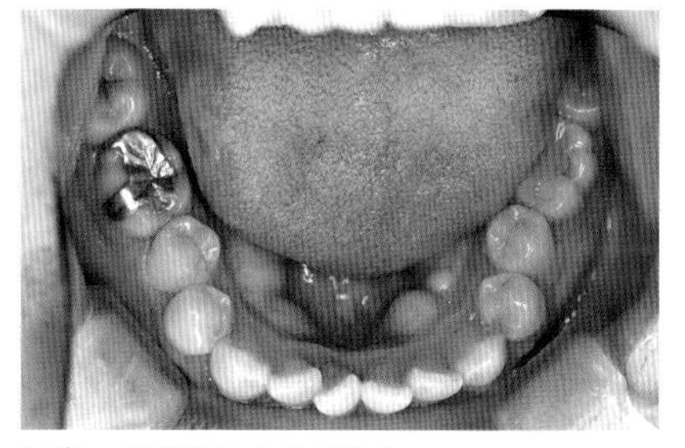

図❸　骨隆起のある口腔内

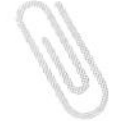

TBI とセルフケアグッズの選択

TBI 時には、磨きにくい部分を意識してもらい、力のコントロールが必要なことを自覚してもらいます。骨隆起は4・5番の舌側に多くみられるため、3・4番の近遠心には歯ブラシが届きにくい場合があります。また、気づかないうちに、ブラッシングで歯肉を傷つけてしまうこともあります。その

ことを理解したうえで、どのようなセルフケアグッズが使いやすいのかを、患者さんの希望を聴きながら選択しましょう。セルフケアグッズは、操作性・継続性・機能性を意識して選択するとよいでしょう。口腔内に合っていなければ、また別のものを試してもらいます。そして効果をフィードバックしながら、TBIを行います。

骨隆起のある患者さんへのTBIは、普段の指導とは異なることが多いため、言葉の引き出しを増やしておくとよいでしょう。

A.035

口腔内写真やスタディモデルで骨隆起の場所を把握してもらい、個々に合ったブラッシング指導を行おう

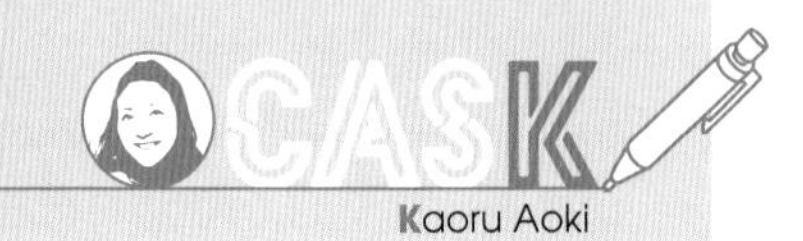

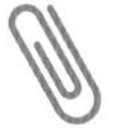

口腔内写真やスタディモデルで骨隆起の場所を把握してもらう

まず、骨隆起がどこにあるのかを患者さんに把握してもらいます。その際は、口腔内写真やスタディモデルを用いるとよいでしょう。下顎舌側に骨隆起がある場合、口腔内写真は咬合面観か舌側面観がわかりやすいです。また、スタディモデルは、口腔内をさまざまな角度から観察でき、歯ブラシを具体的にどのように当てたらよいのかを説明しやすく、ブラッシング指導にも活用できるのでお勧めです。

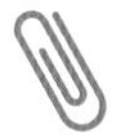

歯ブラシのヘッドは薄めで、毛先は少々長めがお勧め

骨隆起のある患者さんには、それに配慮した歯ブラシを使用する必要があります。ヘッドは薄めで、毛先は少々長めの歯ブラシが使いやすいでしょう（図4）。骨隆起の大きさや範囲にもよりますが、ヘッドの大きな歯ブラシはヘッドが骨隆起に当たって、毛先が歯面に届かなかったり痛みを感じたりするうえ、歯肉を傷つけてしまうこともあります。

ワンタフトブラシはアクセスしやすいのですが、ヘッドが小さくてどこを磨いているのかわかりにくく、歯面に触れる面積も小さいので安定が悪いなど、使いこなすのは難しいです。患者さんの器用さに合わせて、使用を検討しましょう。

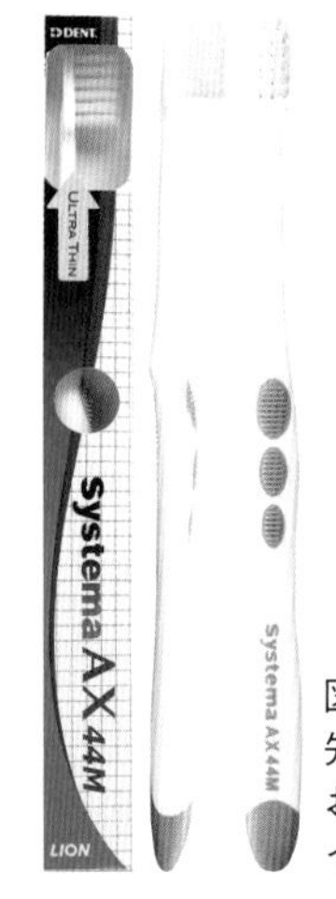

図❹　ヘッドが薄めで、毛先が少々長めの歯ブラシがお勧め。Systema AX44M（ライオン歯科材）

1 TBI/OHI

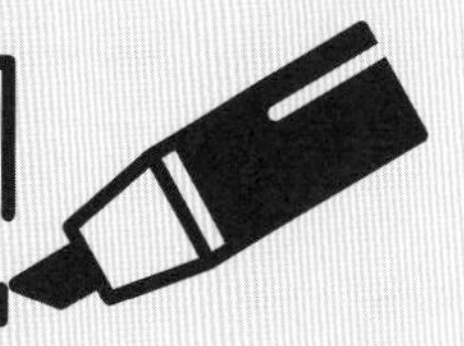

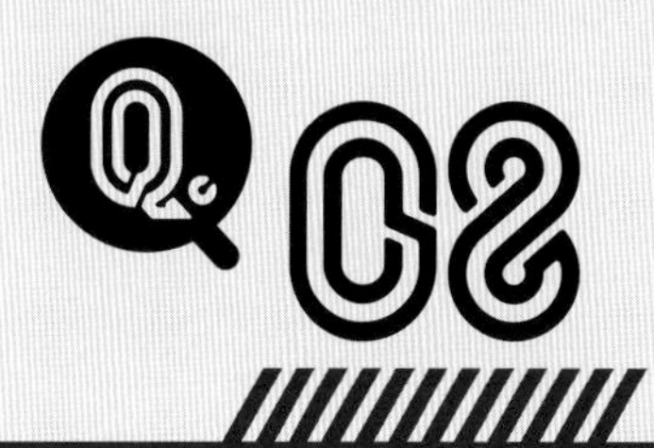

露出根面にステインが付きやすい方に、
どのような歯磨剤を勧めるべきですか。

A. 036

A. 037

露出根面に適したステイン除去方法でPTCを行い、セルフケアでは研磨剤無配合の歯磨剤を処方しよう

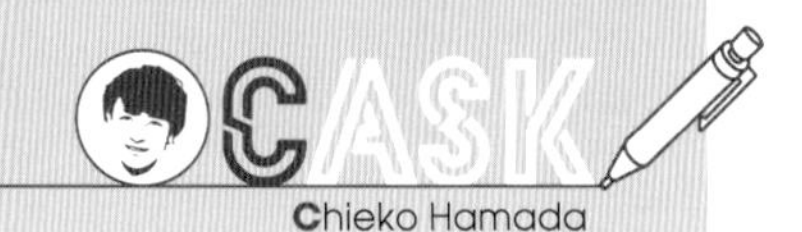

Chieko Hamada

プロケアでのステイン除去に注意

コーヒーなどの飲食物や喫煙はステインの原因となり、定期的にPTC（Professional Tooth Cleaning）で除去しても着色します。とくに前歯部の着色を患者さんが気にしている場合は、ステインを除去する必要があります（**図1**）。

PTCの際、炭酸水素ナトリウムベースのパウダーを用いたエアアブレージョンや、RDA値*）の高いペーストでステインを除去していませんか？　前者のパウダーはエナメル質にのみ使用可能で、その他の部位への使用は禁忌です。また、後者のペーストもオーバートリートメントになってしまううえ、歯根表面に凹凸を作り、よりステインが沈着しやすくなるため注意しましょう。

露出根面の保護は、プロケアの施術も対策の1つです。たとえばクリンプロ™XTバーニッシュ（スリーエムジャパン）は、露出根面の保護とフッ化物徐放も期待できます。

研磨剤無配合の歯磨剤を処方する

露出根面の状況にもよりますが、セルフケアには基本的にCheck-Up rootcare（ライオン歯科材：**図2**）などの研磨剤が入っていない歯磨剤を処方します。しかし、知覚過敏がなく、歯質にも問題がなければ、低研磨でフッ素濃度が1,450ppmの歯磨剤を、朝に限定して併用するように提案します。

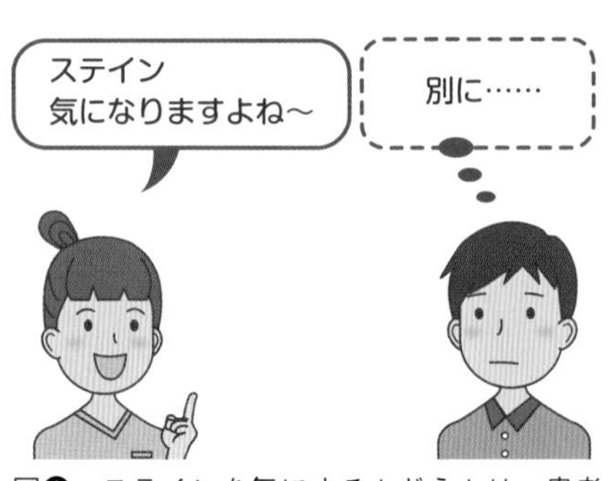

図❶　ステインを気にするかどうかは、患者さんそれぞれで違う

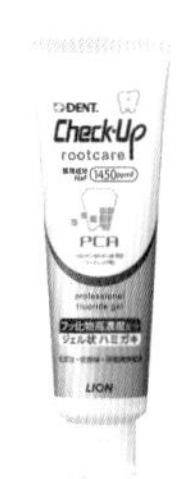

図❷　Check-Up rootcare（ライオン歯科材）

*）RDA（Radioactive Dentin Abrasion）値：象牙質研磨力の評価のこと

A. 038

ステインが沈着しにくい超予防的な発想で歯磨剤を選び、プロケアとの組み合わせで沈着をコントロールしよう

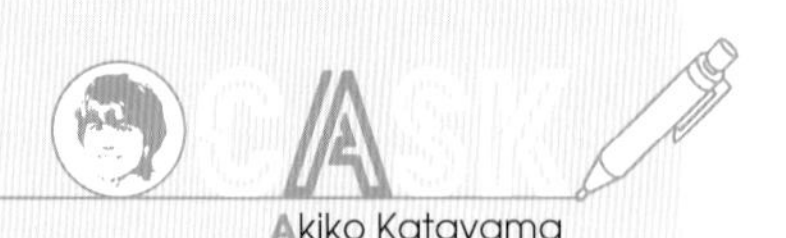

Akiko Katayama

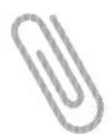

超予防型の発想で歯磨剤を選ぶ

露出根面とエナメル質との物性の違いに配慮し、汚れをこすり落とすのではなく、汚れが付きにくい歯根面に変える超

予防型の発想で歯磨剤を選びます。

参考アイテムを**図３ａ**に示します。着目する成分は、平均粒子径30㎛ほどのナノ粒子型薬用ハイドロキシアパタイトです。視認が不可能なミュータンス菌（１㎛）や象牙細管（１～３㎛）よりもはるかに小さなサイズで、開孔象牙細管の封鎖性が報告されています[1)]。露出根面が象牙質であれば、その作用によってステインが沈着しにくい滑沢な根面性状に整えることを期待できます。このようなカルシウム系材料を配合している歯磨剤をベースケアと考え、封鎖性などの効果維持のため、患者さんには適量を継続して使用するように伝えます。

すでにステインが沈着している場合は、週１回のスペシャルケアとして汚れを落とす歯磨剤を適宜使用してもらいます。参考アイテム（**図３ｂ**）は、弱アルカリ性によるタンパク質の分解と、超微細 Lime 粒子によるステイン除去という２つの働きがある歯磨剤です[2)]。

このような歯磨剤とプロケアとの組み合わせで、低侵襲なステインコントロールを目指します。

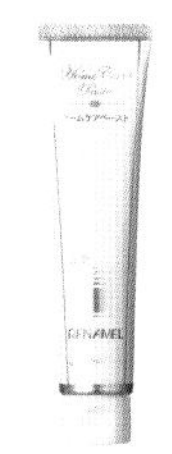

汚れが付きにくい歯面に変える
- 有効成分：薬用ハイドロキシアパタイト
- 有機質溶解剤：マクロゴール400（PEG-8）
- 着色抑制剤：ポリビニルピロリドン（PVP）

図❸ａ　APAGARD RENAMEL（オーラルケア）

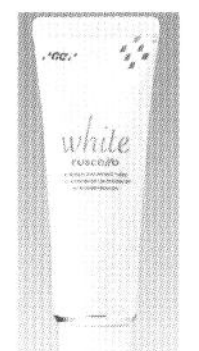

歯にやさしい清掃剤で汚れを落とす
- 有効成分：ポリエチレングリコール400、モノフルオロリン酸ナトリウム
- 清掃剤：炭酸カルシウム（Lime粒子）

図❸ｂ　ルシェロ 歯みがきペースト ホワイト（ジーシー）

【参考文献】
1）オーラルケア：歯科医院向け研修資料 研究データ集Ⅰナノ粒子薬用ハイドロキシアパタイト.
2）片山章子：ルシェロ 歯みがきペースト ホワイト. DHstyle，15（7）：32-35，2021.

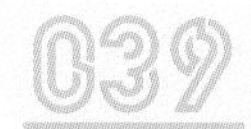

露出根面のステイン除去はプロフェッショナルケアが理想。ステインの沈着を防ぐ対処を伝えよう

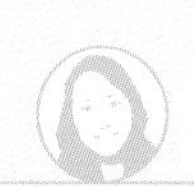

Shunatsu Yokoyama

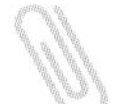

歯面を傷つけにくく、ステイン除去できる歯磨剤

私は、露出根面のステイン除去を目的とした歯磨剤の使用は避けるべきだと思っています。審美的な問題があれば歯科医院に来院してもらい、パウダークリーニングなどのエアアブレージョンでプロフェッショナルケアを行って、優しく取り除くのが理想です。

ステインを除去できる歯磨剤としては、ルシェロ 歯みがきペースト ホワイト（ジーシー）やブリリアントモア（ライオン歯科材：**図４**）などがお勧めです。前者は歯面に塗布し、しばらく時間をおいてからガーゼで拭き取ると汚れが落ちます。実際に製品を使って患者さんに落ちた汚れを見せると、効果的です。ゴシゴシ磨かなくても汚れが落ち、歯面を

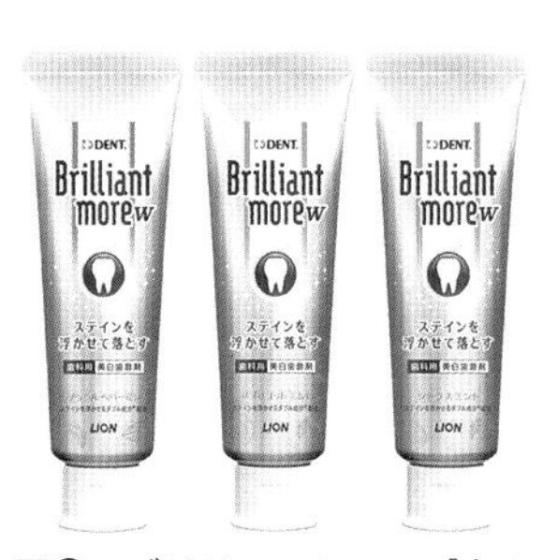

図❹　ブリリアントモア［左から、ナチュラルペパーミント／アプリコットミント／シトラスミント］（ライオン歯科材）

傷つけにくい歯磨剤を使用してもらいましょう。

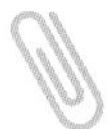

ステインが沈着する原因を突き止める

ステインが沈着する原因は、タバコや緑茶、紅茶、コーヒーなど、さまざまです。タバコが原因であれば本数を減らす必要がありますし、飲料によるものなら、飲み終わった後に水で口を濯ぐなどの指導も行います。患者さんと積極的にコミュニケーションをとって、原因を突き止め、ステインの沈着を防ぐ方法をとりましょう。

A.040

ステインが沈着しないセルフケアを指導し、沈着してしまったら歯科医院での除去を勧めよう

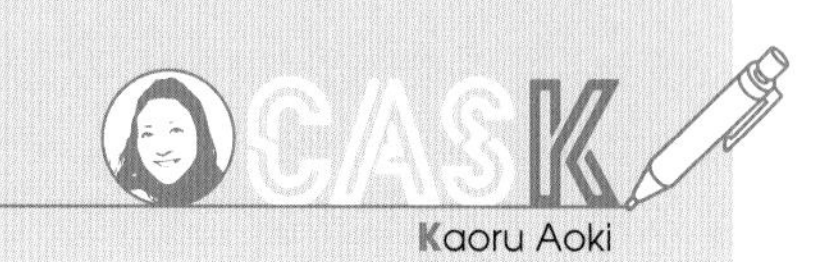

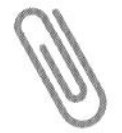

セルフケアでの除去は難しい

一度沈着してしまったステインは、セルフケアで除去することが難しいため、歯科医院での除去を勧めます。その場合は、パウダーや低侵襲の研磨剤などを使用した機材によるプロケアを行うなどの配慮をしてください（図5）。

そして、患者さんが「クリーニングしたからおしまい」,「汚れたらまた落としてもらえばよい」と考えないように、ステイン除去後のセルフケアの指導が重要です。歯にステインが沈着するのを防ぐには、エナメル質・セメント質ともに、日々のブラッシングを丁寧に行う必要があります。歯ブラシが届かない箇所にステインが沈着しやすいため、患者さんにその部位をよく説明しましょう。

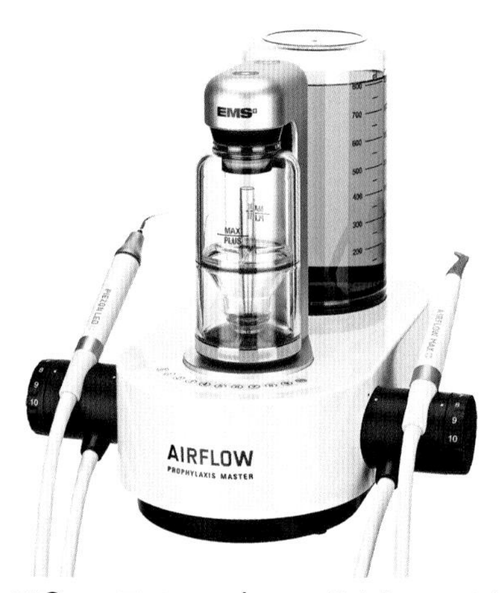

図❺　エアフロープロフィラキシスマスター（EMS ジャパン）

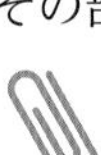

フッ化物配合歯磨剤が第一選択

近年は、“白い歯”への関心が高まり、ドラッグストアやショッピングサイトでも、ステイン除去を謳った歯磨剤が数多く販売されています。すべての製品を検証したわけではないため、どれがよいのかを具体的に示すのは難しいですが、フッ化物が配合されているものを第一選択としましょう。

そして、どの製品を使用した場合でも、一度できれいにステインを除去することを過度に期待してはいけません。とくに露出根面には適切なブラッシング圧と丁寧なブラッシングが基本であることを指導しましょう。

1 TBI/OHI

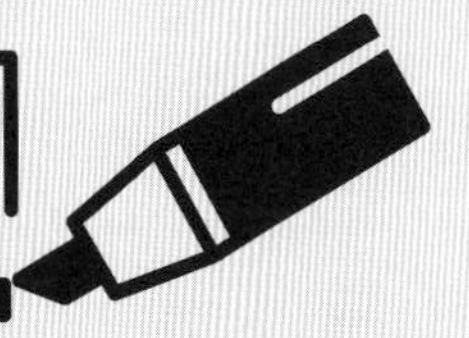

Q.09

酸蝕症の患者さんに、どのようなセルフケアを
指導すればよいですか。

A.041

A. Q42

酸蝕症の原因をヒアリングし、個々に合わせた対応・指導をしよう

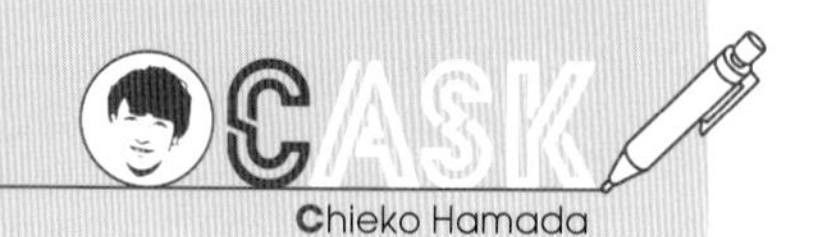

Chieko Hamada

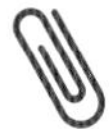

酸蝕症は増えている

わが国における酸蝕症の罹患率は26.1％で、およそ４人に１人の割合となっています[1)]。欧米型の食生活が定着し、炭酸飲料や柑橘ジュース、柑橘果物類などの摂取量の増加、黒酢などを好んで摂る健康志向などが、酸蝕症増加の原因と考えられます。

唾液腺の開口部付近は唾液が多く流れやすいので、酸蝕症のリスクは比較的低めです。反対に唾液の分泌が少ない口腔乾燥症や口唇閉鎖不全の方は前歯部が乾燥しやすく、唾液の流れが悪い部位では酸蝕症のリスクが高くなります。そのような方には、歯科医院での歯面コーティングと、それ以上悪化させないためのセルフケアが重要です。

食生活習慣をヒアリングし、個々に合わせた指導を行う

酸性度の高い飲食物を摂取した後に硬い歯ブラシを使って強いブラッシング圧で磨くと、歯面が摩耗して傷つきます（**表１**）。さらに、くいしばりや歯ぎしりなどのパラファンクションがあると、咬合面の摩耗が進みます。まずは、食生活習慣のヒアリングをし、pHの低い飲食をしている場合は控えてもらいます。そのうえで、唾液分泌を促す唾液腺マッサージや、よく噛んで食べるように指導しましょう。

表❶　飲食物が酸蝕症発症に影響を与える要因（参考文献[3)]より引用改変）

- pH
- 滴定酸度における酸濃度
- 酸の種類
- カルシウムキレート特性※
- カルシウム、リン酸塩、およびフッ化物の濃度
- エナメル質表面への付着力と唾液分泌刺激に影響を与える物理化学的性質

※）キレート特性とは、酸蝕を引き起こす潜在能力を高めるものであり、クエン酸やリン酸を含む酸性飲料が該当。歯質からカルシウムを溶出させ結合しようとする

【参考文献】

1）北迫勇一：酸蝕症の病態と臨床対応．日本補綴歯科学会誌，７（２）：142-147，2015.

2）小林賢一，小林千尋，田上順次：Tooth Wearと知覚過敏．医歯薬出版，東京，2002：121-172.

3）深川優子，山本典子：いまそこにあるTooth Wear. DHstyle, 11（５）：9-27, 2017.

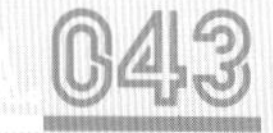

A. Q43

深掘りのヒアリングによって詳細かつ具体的な情報を得て、遅延歯磨きや食生活指導を行おう

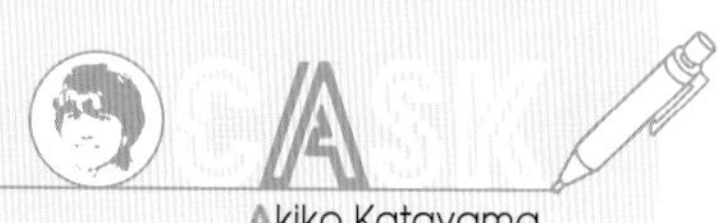

Akiko Katayama

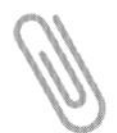

できるかぎり酸の曝露を回避する

ここでは、外因性の酸蝕症のケースを取り上げます。最も効果的なのは、酸の曝露を回避することです。曝露が止まれば、

歯質の脱灰は停止するでしょう。しかし、患者さんが、健康や抗加齢（アンチエイジング）のために摂取しているものや嗜好品を一切断ち切るのは、現実的な助言ではありません。

酸が曝露する機会や時間の長さ、口腔内に影響を及ぼすほどの過剰な摂取頻度の見直しなどを患者さんとともに考えます。「何を摂取しているか」という淡白なヒアリングでは、実態が摑めず酸蝕症の判定は困難です。「何をどれくらい、どのように摂取しているのか」というように、深掘りのヒアリングが鍵となります。その際、摂取している飲料や調味料のpHを示す一覧表を参考にしながら行うと、より詳細に具体的な情報を得られます。

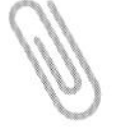

具体的な指導内容

その他のOHI（Oral Hygiene Instruction）の内容は**表2**のとおりです。また、摂取後30分の遅延歯磨きと、酸の中和作用や歯の再石灰化・再結晶化を促す行動も伝えます。酸蝕症の程度と進行速度などで判断するリスクの高低により、食生活指導にどのくらい力を入れるのかを考えます。

表❷　酸蝕症の口腔衛生教育における注意点（参考文献[4,5]より引用改変）

- 酸性度の高いものを摂取した後は、水で口を濯ぐ、もしくは、ミルクに含まれるミネラルイオンによる中和作用に期待し、摂取の際にミルクを併せて飲む
- 唾液中のカルシウムイオン増加による再石灰化・再結晶化作用に期待して、Pos-Ca成分配合のアイテムを利用する
- 酸性度の高いものを摂取した30分後に歯を磨く遅延歯磨きを助言する。その他には、ブラッシング圧や歯磨剤の研磨力などにも留意する

【参考文献】

4）北迫勇一，岩崎勝彦：知る・診る・対応する酸蝕症．クインテッセンス出版，東京，2017．

5）我妻真美，中嶋省志，桃井保子：飲料のpH・糖度を調べてみた 常用飲料と酸蝕症＆う蝕．歯科衛生士，45：47-62，2021．

044

飲食のヒアリングから原因を一緒に考え、さらなる進行を抑制しよう

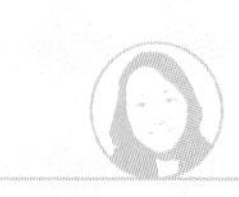

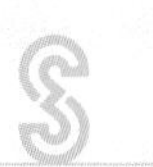

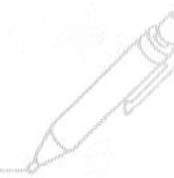

Shunatsu Yokoyama

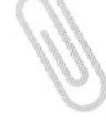

酸蝕症の原因を一緒に考える

酸蝕症になる原因はさまざまです。妊娠初期の悪阻や、ダイエット目的で食後に嘔吐しているなど、他人には言いにくい場合があります。また、健康目的で酢や酵素を飲みすぎ、歯が溶けるとは知らずに続けている食習慣などもあります。酸蝕症を進行させないために、まずは患者さんと一緒に原因を考えましょう。とくに、酸性に偏ったpHの低い食事をしていないか、飲食のヒアリングをします。そのような食事の具体例がわかる資料があるとよいでしょう。

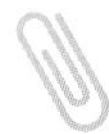

進行抑制の対応と注意点

酸蝕症が進行した患者さんには、それ以上歯が溶けないように、Check-Up gel（ライオン歯科材：**図1**）などの脱灰

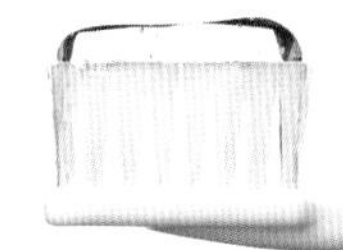

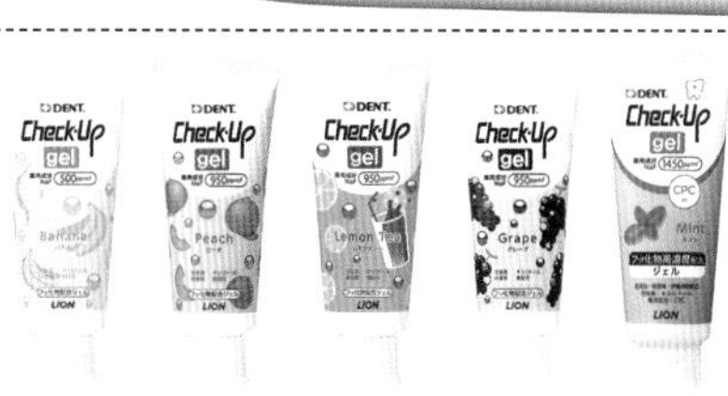

図❶　フッ化物配合ジェルの一例。上：Chek-Up gel使用量の目安、下：Check-Up gel（ライオン歯科材）。左からバナナ、ピーチ、レモンティー、グレープ、ミント

を抑えるフッ化物配合ジェルの使用を勧める場合もあります。また、研磨剤が含まれた歯磨剤の使用は避けてもらいましょう。メインテナンス時は、エアアブレージョンのみで対応し、汚れていない場合は歯ブラシで簡単に磨く程度にします。

酸蝕症が進行すると、歯が折れたり欠損したりするため、いずれ補綴修復が必要になる可能性があることを、あらかじめ伝えておきましょう。

A.045
食生活のヒアリングを行い、リスクを把握したうえで個々に合った歯科保健指導を行おう

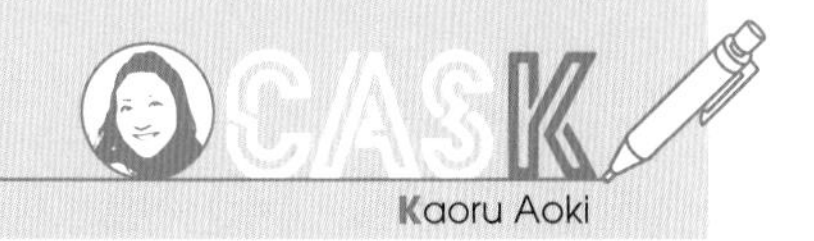

食生活のヒアリングが大切

酸蝕症の患者さんには、食生活のヒアリングから始めましょう。酸蝕症の原因は、摂取している食品にあることがほとんどです。歯が溶けると聞くと酢やレモンといった酸っぱいものを思い浮かべがちですが、その他にも酸性の食品や飲料は数多くあります。意外にも、野菜ジュースやエナジードリンク、ワインなども酸性の飲料です（**図２**）。

そして、どのように摂取しているかを把握することが最も重要です。頻回に摂取していればいるほど酸蝕症のリスクは高まります。１日をとおして、何をどのように食べているのか、飲んでいるのかを尋ねます。よくよく聴いてみると、エナジードリンクをデスクに置いて、時間をかけてだらだら飲んでいるという方もいます。

また、ジュースや炭酸飲料は飲まなくても、日常的に酢を飲んでいる方は、健康意識が高い場合が多いです。酸蝕症を知らないという場合もありますので、しっかり説明しましょう。

ヒアリングから得た患者さんの食生活の情報をもとに、私たち歯科衛生士は歯科保健指導を行います。酸性の食品や飲料を“禁止”するのではなく、口腔内に入るのが頻回にならないようなアドバイスをしましょう。

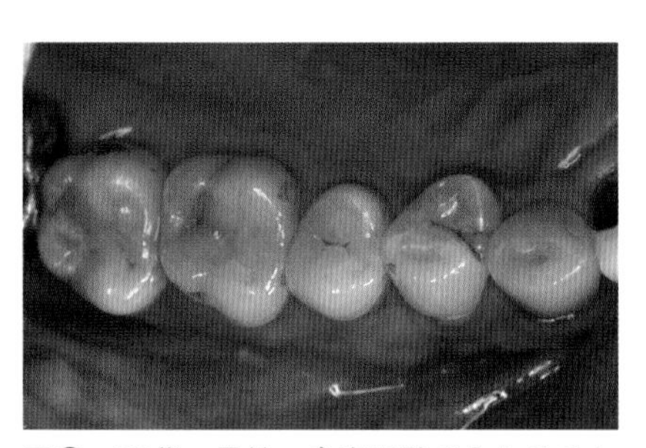

図❷　60代、男性。食事に酢を入れることを好む

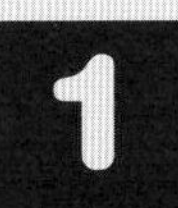

TBI/OHI

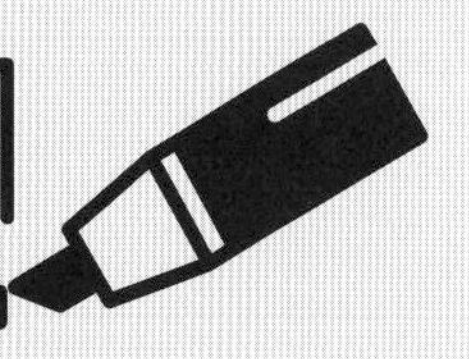

Q.10

口腔乾燥症の患者さんに、どのようなセルフケアを指導すればよいですか。

A.046

A.047

口腔内の観察やヒヤリングで口腔乾燥症の原因を確認し、日ごろから注意点を意識して指導しよう

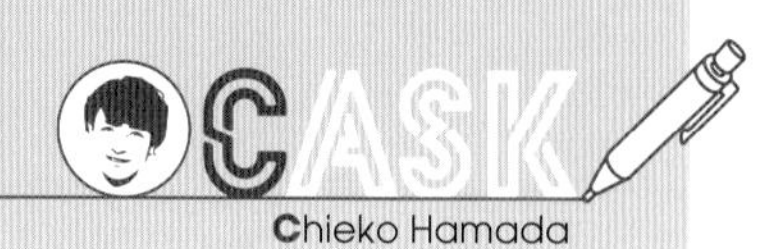

口腔乾燥症は、原因がはっきりしているものと、そうでないものがあります。セルフケアを指導する前に、口腔内の観察やヒアリングで、①全身疾患(シェーグレン症候群、脱水症、糖尿病など)、②薬の副作用、③ストレス、④口呼吸、⑤加齢などを確認しましょう。①や②の場合は、医科との連携が必要かどうかを含め、歯科医師に相談をします。

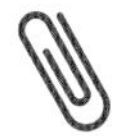

日ごろから行いたい指導内容

口腔湿潤剤・口腔保湿剤の使用や唾液腺マッサージは大切ですが、普段の診療でまず行ってほしい指導内容を下記に挙げます。

- う蝕や歯周病予防のため、継続した受診を勧める
- ブラッシング指導を丁寧に行う
- 刺激物の摂取を控えるように伝える
- アルコール成分や刺激性の発泡剤が含まれていない歯磨剤、洗口剤の使用を勧める(**図1**)

口腔乾燥症の患者さんは、唾液による自浄作用が低下しているため、刺激成分が口腔内に残ります。また、発泡剤に使用されているラウリル硫酸ナトリウムは、潤いを保つ役割の唾液成分であるムチンを壊すため、口腔粘膜の保護膜を破壊します。アルコール成分は粘膜面の脱水を引き起こし、保護粘膜を破壊するため、これらを含む歯磨剤や洗口剤の使用は避けてもらいましょう。

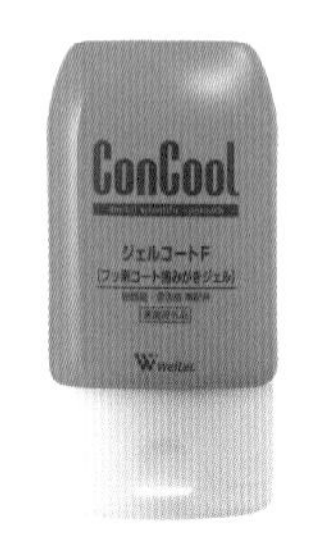

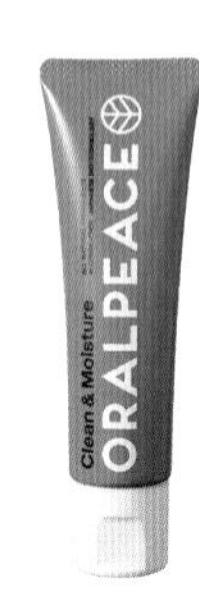

図❶ 左:コンクール ジェルコート(ウエルテック)、右:オーラルピース(ヨシダ)などがお勧め

【参考文献】

1)安細敏弘, 柿木保明:今日からはじめる!口腔乾燥症の臨床. 医歯薬出版, 東京, 2008.

2)橋本賢二, 増本一真:歯科衛生士のための全身疾患ハンドブック. 医歯薬出版, 東京, 2021.

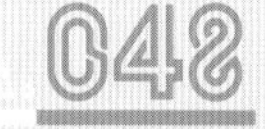

原因に合わせた対症療法を、個々に提案しよう

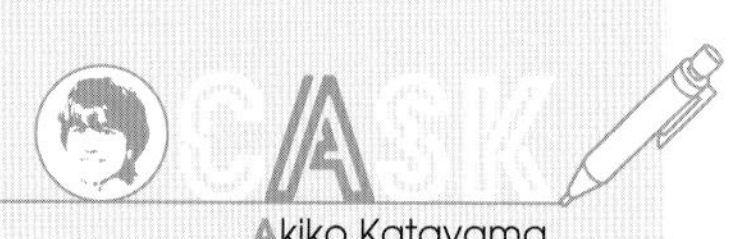

口腔乾燥症は、何らかの原因で唾液が減少して生じます。原因により対処が違うので、医療面接と各種検査を行って診断します。口腔乾燥症の原因を取り除くのは困難で、かつ治療に時間を要するため、おもな対応は対症療法です(**表1**)。

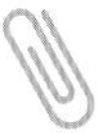

唾液分泌状況に合った対応を行う

唾液分泌の促進を重視する患者さんには、自律神経（交感神経、副交感神経）を優位にする生活習慣や呼吸などによりリラックスした状態を作り出す、また口腔周囲筋や舌運動などを指導します。

さらに、口呼吸によって唾液が蒸散する患者さんには、その防止に効果的なMFT（口腔筋機能療法）を行います。MFTの継続が困難な患者さんには、睡眠中だけでも口唇にテープを貼る代替案を伝えることもあります。

これらのセルフケアによる変化を感じるまでの期間は個々で違いますので、唾液に似た成分を含む口腔保湿剤を用いるとよいでしょう。唾液が十分に分泌しても乾燥を自覚する患者さんや、渇きによる口腔内の不快感を抱く方にも効果的です。

なお、耳鼻咽頭に関連する疾患がある場合は、無理せずに主治医と相談しながらセルフケアを行ってもらいます。

表❶　ドライマウスの対症療法（参考文献[3,4]より引用改変）

原因除去療法
- う蝕、歯周病、補綴治療による咬合改善
- 口渇作用のある薬の変更、減量
- 糖尿病、更年期障害、自律神経失調症、鼻炎などの治療
- ストレスの軽減

対症療法
- 粘膜の保湿・保護（含嗽薬、保湿剤）
- 唾液分泌の促進（口腔周囲筋の運動、唾液腺マッサージ、咀嚼）
- 生活習慣の是正（睡眠、食事、水分補給）
- ストレスコントロール(呼吸、入浴、運動)

【参考文献】

3）小川郁子，北川雅恵：唾液のチカラQ&A．デンタルダイヤモンド社，東京，2017.

4）片山章子：片山塾テキスト．2021.

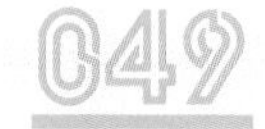

Q49 口腔乾燥の状態を把握し、適切なセルフケア&食事指導をしよう

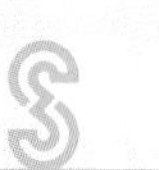

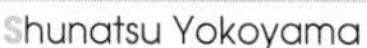

Shunatsu Yokoyama

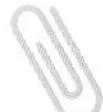

ヒアリングで口腔乾燥の症状を把握する

口腔乾燥症は、オーラルフレイルや糖尿病、薬剤の副作用によって起こります。患者さんとしっかりコミュニケーションをとり、どのような問題があるのかをヒアリングします。

口腔湿潤剤や口腔保湿剤など、少しでも口腔乾燥感が和らぐ製品を勧めるとよいでしょう（図2）。また、梅干しが入っている壺をイメージするトレーニング、耳下腺や唾液腺のマッサージで唾液分泌を促す方法もあります。最も避けたいのは、飴を舐めて口腔内を潤わせようとすることです。

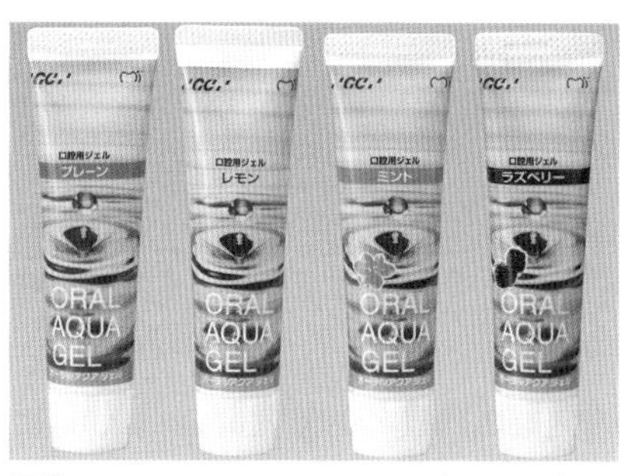

図❷a　オーラルアクアジェル（ジーシー）左から、プレーン、レモン、ミント、ラズベリー

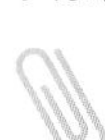

セルフケア時の注意点と食事指導

口腔内が乾燥している状態でのブラッシングは歯周組織を傷つけやすいため、セルフケアを行う前には口腔湿潤剤など

で口腔内を潤す必要があります。

口腔乾燥症の患者さんは、べったりとしたプラークが付着している場合が多いので、食事指導も行いましょう。口の中が乾燥するからと、頻回にスポーツドリンクを飲んでいる場合もあります。飲食後は、必ず口を濯いでもらいましょう。

また、ガムを噛むと唾液も出やすいので、お菓子の代わりにキシリトールガムなどを勧めるのもよいかもしれません。ただし、口腔機能が低下している方や総義歯の方など、ガムを勧めるには不向きな場合もありますので、注意しましょう。

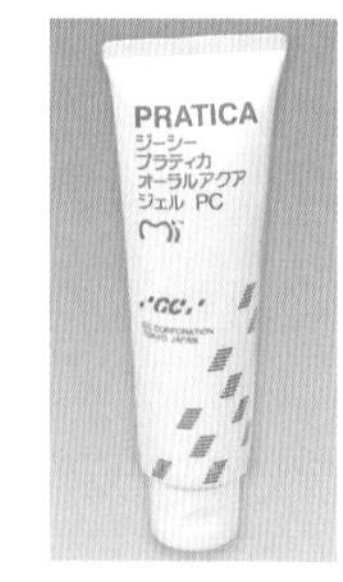

図❷b
プラティカ（ジーシー）

A. 050
口腔乾燥症の原因を把握し、唾液分泌を促す指導や食生活とフッ化物応用の見直しを行おう

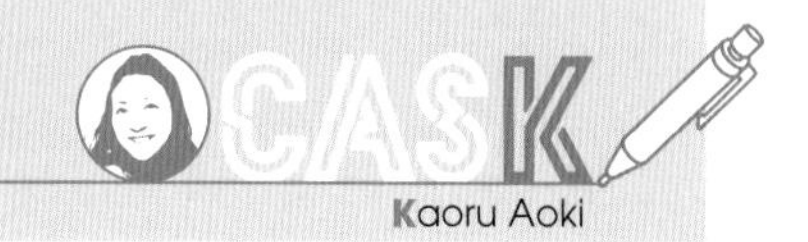

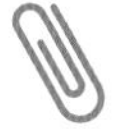

口腔乾燥症の原因

口腔乾燥症の原因は、患者さんが服用している薬剤、全身疾患、心因性などが要因として考えられます。全身疾患では糖尿病や腎臓病、シェーグレン症候群、後天性免疫不全症候群（AIDS）など、心因性ではストレスやうつなどの精神状態が要因になります。それら以外にも、放射線治療や唾液腺炎なども原因として挙げられます。

口腔乾燥症は、唾液腺細胞には問題がなく唾液分泌量が低下したために生じるものと、唾液腺そのものに問題を抱えるものとに大別されます。これらの原因を把握したうえで対応する必要があります。

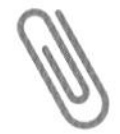

具体的な指導例

唾液分泌量が低下している場合には、毎日の適切な量の水分補給、よく噛むこと、口呼吸や口唇閉鎖不全などの習癖の改善、唾液腺マッサージなどの指導がよいでしょう。

すべての口腔乾燥症の口腔内に共通するのは、う蝕のリスクが高くなることです。そのため、食生活とフッ化物応用を見直す必要があります。また、口の渇きから飴を舐めたり、口唇を舐めるようになりがちですので、口腔保湿剤の使用もよいでしょう。さらに、喫煙やアルコールを控えるように指導し、室内の湿度にも配慮してもらいましょう。

【参考文献】
5）EM ウィルキンス：ウィルキンス歯科衛生士の臨床 原著11版. 医歯薬出版, 東京, 2015.

1 TBI/OHI

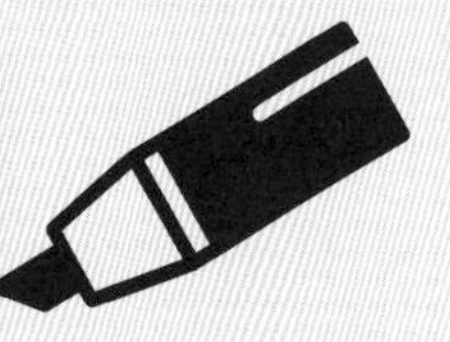

Q. 11

保険診療で OHI を行おうとすると
時間が足りなくて困っています。
どのような工夫が必要ですか。

A. 051

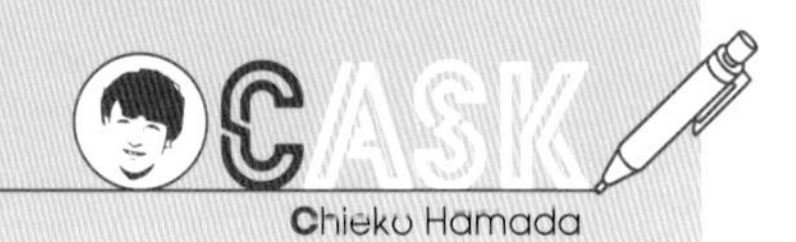

A. 052
患者さんをよく観察し、OHI を行うタイミングを見逃さないようにしよう

Chieko Hamada

OHI（Oral Hygiene Instruction）は、数分話しただけで成功するものではありません。しかし、臨床現場でOHIに時間をかけるのは難しいですね。たとえ１度の会話で患者さんが理解したとしても、「どう行動変容すればよいのかわからない」という方は多いと思います（**図１**）。では、どのようにアプローチすればよいのでしょうか。

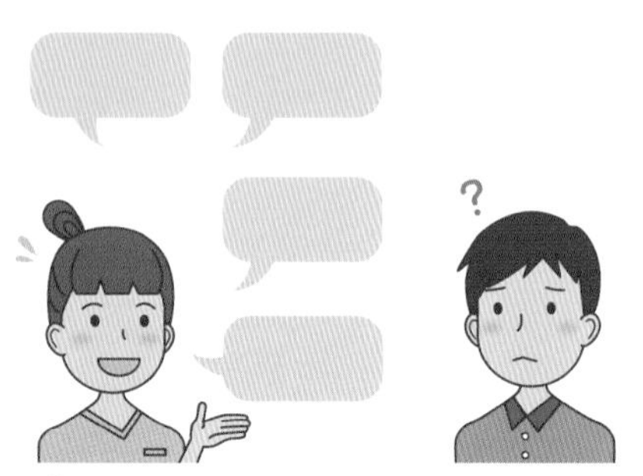

図❶　１度に多くのことを伝えても、患者さんは理解しにくい

OHI はいつでも行える

どのタイミングでもOHIはできます。以下に具体例を紹介します。

- **初診時**：医療面接で情報収集を行い、歯周組織検査などの結果を説明します。“患者さん自身に正しく状況を理解してもらう”のがOHIの第一歩です。
- **歯周基本治療中**：口腔内の状況を改善するために、患者さんには何が必要なのか、何に躓（つまず）いているのかを諦めず考えましょう。ふとしたきっかけで、患者さんの意識が変わる可能性もあります。その瞬間を見逃さないよう、しっかり観察をしましょう。
- **再評価時**：初診時と同様に検査結果の説明を行い、「どこが改善したか」、「改善を維持する」、「どこが改善していないか」、「改善には何が必要か」を考えて提案します。

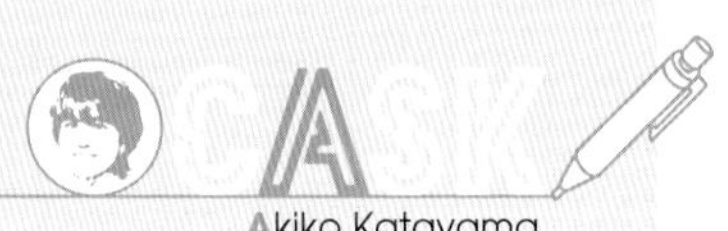

A. 053
術者磨きを利用した効率のよい OHI を行おう

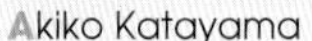

Akiko Katayama

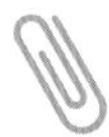

時間管理と費用対効果

おそらく30分の予約時間で行うOHIの悩みだと思います。保険診療と自由診療のいずれでも、時間管理と費用対効果（か

ける時間に対してどのくらい効果があるか）を考えて OHI を行うのは、1スタッフとして重要なことです。

最も時間をかけずに行えるのは、術者磨きを利用した OHI だと思います。メインテナンスにおける術者磨きの7つの役割のうち、今回のケースに当てはまる項目を赤色で示しました（**図2**）。術者磨きを行いながら、歯肉辺縁部の出血の有無や歯肉形態の変化、プラークの厚みや付着範囲を確認できます。患者さんによっては、口腔内の状態を実況しながら進めるのもよいと思います。その内容に興味や危機感を抱く方は、磨き後に「どうしたらよいか？」と自ら対処法を尋ねてくるケースが少なくありません。実況のコツは、相手を責めるような言葉を遣わずに実態のみを伝えることと、この段階で対処法を解説しないことです。延々と詳細を話し続けるのは、関心度が不明の方には逆効果です。

また、術者磨きをとおして、適正なブッラシング圧やストロークの幅、軽やかなブラッシングリズムを患者さんが体感できます。術者が何も語らずとも、いつの間にか TBI を終えているという感じです。術者磨きは、同時にプロケアの一部も担いますので、効率性が高い時間の使い方だと思います。

①出血の有無（歯肉辺縁部の状況確認）
②プロケアの仕上げ、もしくは事前の清掃
③プロケア器材の挿入が困難な際の代用
④プロケア器材の使用が禁忌な際の代用
⑤無言の口腔衛生指導。ブラッシング力・圧・動かし方の共有、患者さん自身による自己評価
⑥適切な歯ブラシアイテム選び
⑦爽快感の提供（継続来院の原動力）

図❷ メインテナンスにおける術者磨きの役割（参考文献[1]より引用改変）

【参考文献】

1）片山章子：個別対応のメインテナンスデザイン．デンタルダイヤモンド社，東京，2021：92.

Q54

個々の患者さんに必要な情報を見極め、まずは患者さんの希望を叶えよう

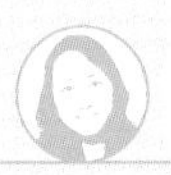

Shunatsu Yokoyama

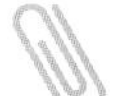

個々の患者さんに必要な情報を伝え、短期的な目標を定めて繰り返し指導する

限られた診療時間で OHI をすべて完了させるのは難しいでしょう。TBI（Tooth Brushing Instruction）だけではなく、食育や全身疾患まで考えなければならない時代になりました（**図3**）。患者さんにとって、必要な情報が何かを個々で見極めて伝えます。まずは、短期的な目標を定めて指導を繰り返し行い、必ず患者さんにフィードバックしながら進めます。患者さんと一緒に成長する意識で続けられるとよいですね。

- セルフケアの向上
- 生活習慣の改善
- 健康の大切さを理解してもらう
- 精神的安定を心がけてもらう
- しっかり睡眠をとる
- 食生活指導

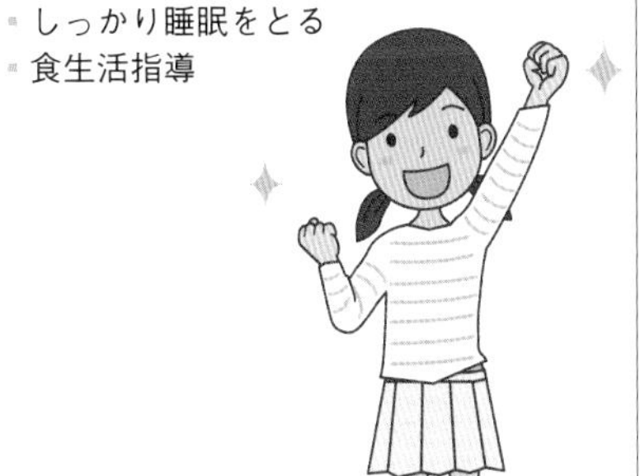

図❸ OHI で求められる指導の例。心も体も健康に過ごせるようにサポートする

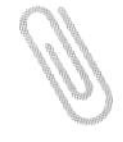

まずは患者さんの希望を叶える

最も避けたいのは、「セルフケアをしっかりしてほしい」、

「この歯ブラシを使ってほしい」など、歯科衛生士側の希望を押しつけることです。あれもこれも指導してしまうと、時間が足りなくなるのは当然です。

患者さんを自分に置き換えて考えてみましょう。口腔内にネバつきを感じたのでスッキリしたいと思って歯科医院に行ったのに、TBI や歯ブラシの提案に時間をかけられ、肝心のメインテナンスをほとんどしてもらえなかったら、どう思いますか？　まずは、患者さんの望みを叶え、それから次のステップに進みましょう。

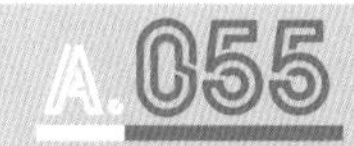

A.055 効率のよい機材を活用したうえで、患者さんごとにOHI に割く時間を変えよう

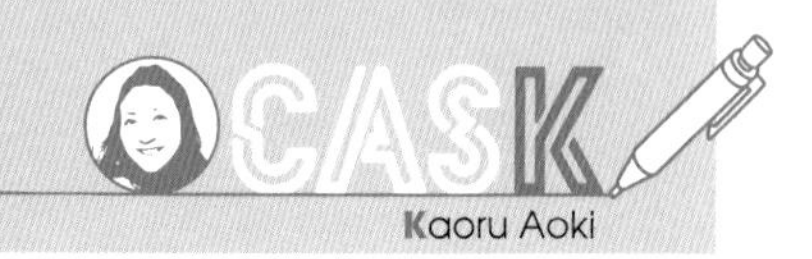

時間配分を意識する

OHI を行う際は、時間配分を意識しましょう。それは 1 人の患者さんのアポイント時間が30分や45分、60分でも同じです。

私自身は30分で行い、効率のよさを考えています。30分をまるごと SRP や PMTC に割くわけにはいきません。患者さんの入室からヒアリングなどに 5 分、退出後は業務記録やユニット清拭に 5 分かかるため、患者さんに向き合うのは20分程度になります。そのなかで、OHI に割く時間を決めます。初診から時間が経っていなければ 5 ~10分、長年担当している患者さんは 2 ~ 3 分を目安に行うとよいでしょう。

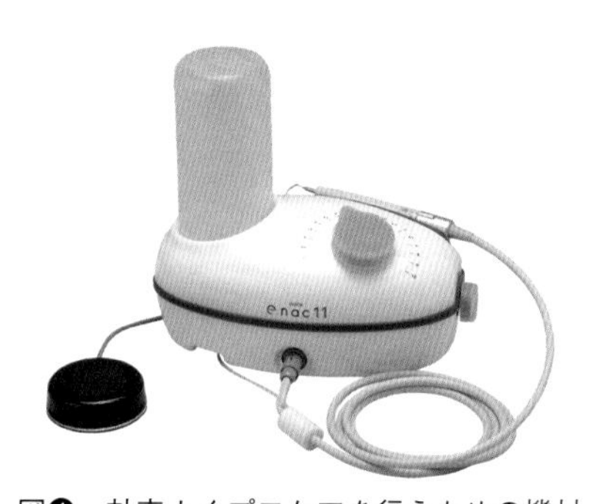

図❹　効率よくプロケアを行うための機材。エナック11W（長田電機工業）

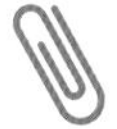

プロケアを短時間で終わらせる工夫

OHI はブラッシング指導にかぎらず、健康教育のための情報提供の場でもあります。そのつど、患者さんに有益なトピックを考えましょう。残りの時間をプロケアに充てます。時間が短くても質は落とせないため、つねに時計が目に入るようにし、効率のよい機材を取り入れるなどの工夫をします（**図 4** ）。短時間でプロケアを終わらせるには、患者さんのセルフケア習慣が定着し、状態が良好であることが必要です。そのため、初診から日が浅いほど、OHI に時間をかけたほうがよいと考えます。

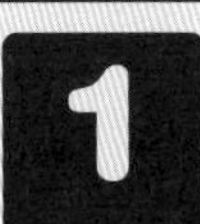

TBI/OHI

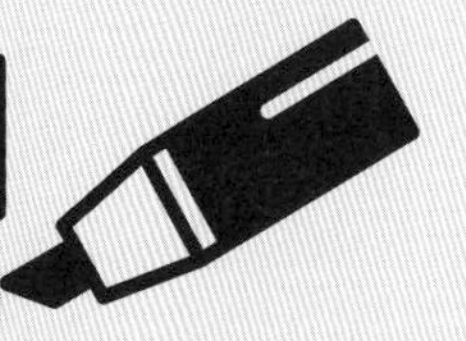

Q.12

妊産婦にセルフケアを指導する際、
どのようなことを伝えればよいですか。

A.056

A.057
患者さんと相談しながら、無理せずできることを一緒に考えよう

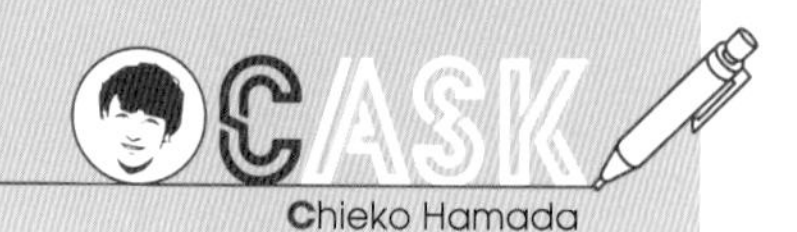

伝え方にも配慮が必要

妊産婦が初診で来院した際、「妊娠は病気じゃないから普通に接する」という考えがありますが、それは危険です。確かに病気ではないものの、身体的、精神的にも大きな変化が起こっており、余計な不安を与えない伝え方などの配慮が必要です。さらに、体調の変化に伴って歯周疾患へのリスクも高まる時期です。とくに妊娠初期～中期は、悪阻でセルフケアができなくなった、食べものの嗜好が変わった、食べづわりなどで、う蝕・歯周病ともに発症・悪化しやすいです。患者さんの体調を第一に、改善できることを一緒にみつけていきましょう。

プロケアでは、患者さんのユニットの角度にも気をつけます。たとえば水平位がつらいようなら、少し起こすなどの工夫をしましょう（**図1**）。

できる範囲のプラークコントロールでOK

妊娠前と同じ歯ブラシでは悪阻を惹起しやすく、使えない方も多いようです。そのような場合は、ヘッドの小さい歯ブラシやワンタフトブラシで、できる範囲のプラークコントロールに努めてもらいましょう。

その他にも、歯磨剤の香料が苦手など、さまざまな影響がありますので、適宜確認が必要です。

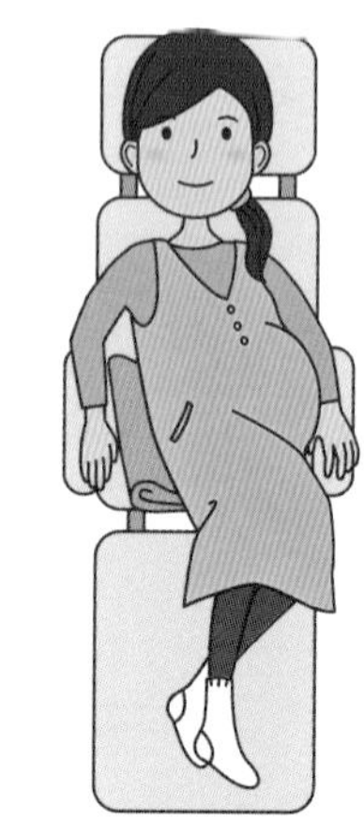

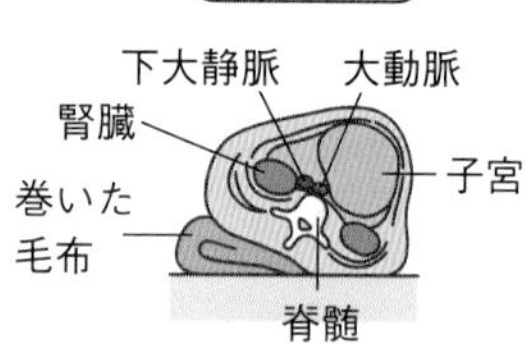

図❶ 患者は左側を下にして横たわらせ、枕や巻いた毛布などで右側の臀部を挙上する（参考文献2）より引用改変）

【参考文献】
1）全国歯科衛生士教育協議会（監），高阪利美，合場千佳子，白鳥たかみ：予防処置論・歯科保健指導論 第2版．医歯薬出版，東京，2020.
2）EM ウィルキンス：ウィルキンス歯科衛生士の臨床，医歯薬出版，日本，2015.

A.058
妊産婦にはプロケア主体で支援し、指摘や指導がストレスにならないように配慮しよう

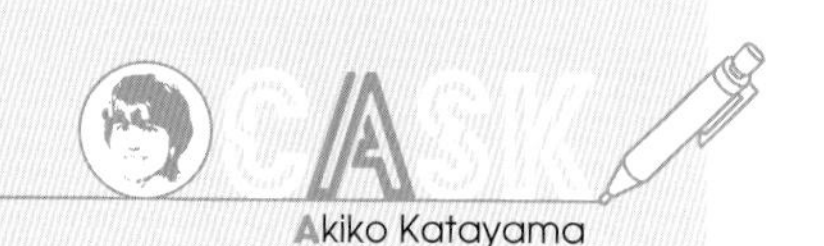

妊産婦の方には**表1**のような変化が身体に生じ、さまざまなことが思いどおりにいかない期間です。まずはそのことへの理解を示し、安心してもらいます。また、気分の浮き沈みにも配慮しましょう。たとえば、プラーク付着量が増えて歯

肉に炎症を認めても、責められていると感じない言葉を選んで指摘します。正論を述べるだけの指導ではなく、心配りから始まるOHI（Oral Hygiene Instruction）を進め、頃合いを見て具体的な助言をしましょう。ストレスの回避も口腔の予防管理に繋がります。

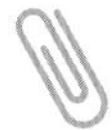

プロケアによる支援

先日、産後1年の患者さんが来院しました。頑張って育児と家事を両立していることに共感を示す声がけをすると、堰（せき）を切ったように口腔内への不安や要望を話し始めました。ここで初めて表1のような情報を提供し、具体的な口腔ケアの指導を実施しました。歯科医院での数十分が唯一の自分の時間でしょうから、あれこれ言わずに気持ちよく過ごしてもらいます。なお、妊産婦こそプロケアで支援し、身体に負担をかけない頻度で通院してもらいましょう。

ちなみに、継続してメインテナンスを受けている患者さんは、妊娠期間に炎症を生じにくい実感があります。一方、妊娠後に初診来院する方でメインテナンス未経験の場合は、炎症が著しいケースが多いです。この実態もヒントになります。

表❶　妊産婦に考えられる口腔内を含む身体の変化の一例

- **妊娠関連性歯肉炎・歯周炎発生のリスク**
  女性ホルモン「エストロゲン」の血液中の増加、それを栄養源とする歯周病原細菌の *Prevotella intermedia* の増殖
- **酸蝕症やう蝕発生のリスク**
  悪阻による胃酸逆流や食生活の変化が著しい場合の影響
- **口腔内環境が悪化しやすい期間**
  産後、育児の忙しさやストレスで、自分のケアをする時間がとれない

052

妊娠のステージごとの特徴や傾向を把握し、無理なくできる範囲で指導しよう

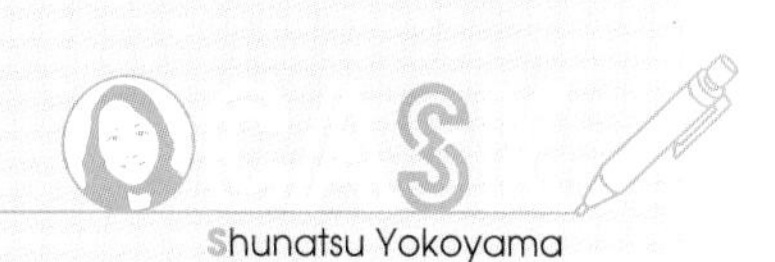

Shunatsu Yokoyama

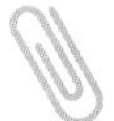

出産に備えて体調を整えながら行うセルフケア

妊娠を初期、中期、後期に分けてお話しします。

1．妊娠初期

ホルモンの乱れで、吐き気があったり食欲がなくなったりする時期です。歯磨きは後回しになりがちですが、無理のない範囲でセルフケアをしてもらいましょう。どうしてもセルフケアができなければ、2ヵ月に1回来院してもらいます。

歯磨きがつらいときは、電動歯ブラシやヘッドの大きい歯ブラシで簡単に磨いてもらいます（**図2**）。補助清掃用具は、患者さんの様子をみながら週に2回程度の使用を勧めます。

2．妊娠中期

食欲が湧いてきて、妊娠糖尿病や肥満になりやすい時期です。ダラダラ食いを避け、糖質の高いポテトチップスなどの

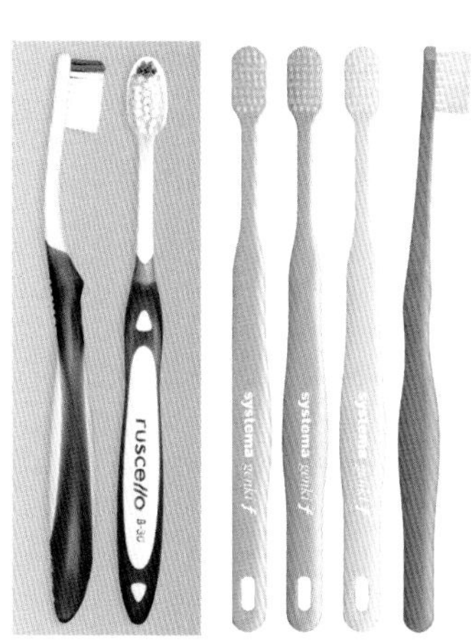

図❷　歯磨きがつらいときは、ヘッドの大きい歯ブラシで簡単に磨いてもらうとよい。左：ルシェロ グラッポ（ジーシー）、右：DENT.EX systema genki f（ライオン歯科材）

お菓子や食べやすい菓子パンも減らすよう、食事や間食の指導が必要です。

3．妊娠後期

体調は安定しますが、お腹が重く、立っているのもつらくなります。なかなか歯磨きに時間をかけられない場合は、電動歯ブラシを勧めてみましょう。また、出産後はお子さんの人見知りが始まる前に来てもらうとよいことを伝えておきます。さらに、子どもの食育、フッ化物やキシリトールの活用など、出産後に役立つ知識も伝えると喜んでもらえます。

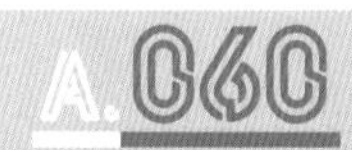

妊娠期特有の問題に配慮して健康管理に努めてもらい、患者さんと相談しながらセルフケアを検討しよう

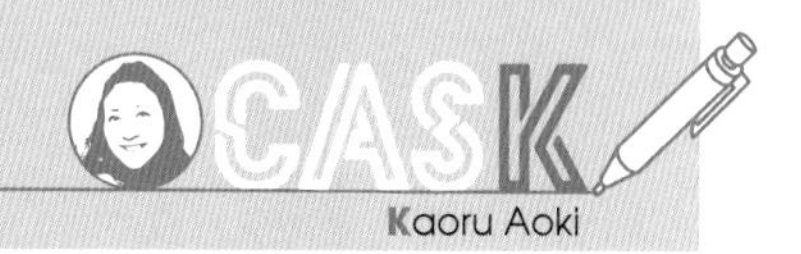

妊娠期には特別な配慮が必要

妊娠は母体が心身ともに変化する期間です。心理的にも社会的にも変化を受けるため、特別な配慮が必要です。妊娠初期には悪阻や流産、中期には貧血や静脈瘤、後期には妊娠高血圧症候群や早産などのリスクが挙げられます[1]。

セルフケアの指導時には、母体の状態を確認する必要があります。妊娠期は女性ホルモンの増大や歯肉縁下細菌叢の変化から影響を受けやすく、特有の歯肉炎がみられます。さらに、食生活の変化や悪阻の影響で口腔清掃が不十分となり、歯周病やう蝕が発症しやすくなります。まずは、これらの情報を患者さんに伝えます。そのうえで、私たち歯科衛生士は患者さんに規則正しい食生活と口腔衛生を、無理のない範囲で行うように促します。また、胎児の歯や口腔の発育についても説明し、健康管理に努めてもらいましょう。

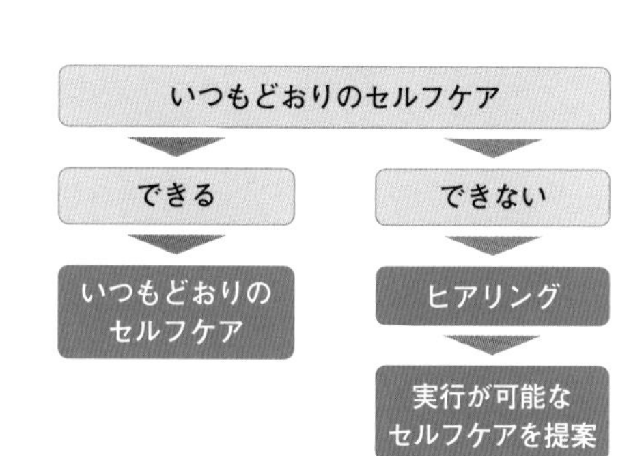

図❸　妊娠期でもいつもどおりのセルフケアで問題ないが、それができない場合は患者さんと相談しながらセルフケアを提案する

できることを相談しながら行う（図3）

具体的なセルフケアについては、歯肉炎を起こしている場合は、歯肉に合う歯ブラシとブラッシング指導、フッ化物応用など、普段どおりの対応で問題ありません。しかし、悪阻などで普段どおりにできない場合には、気分がよいときに磨く、うがいだけ、歯磨剤を使用しないなど、患者さんと相談しながらどのようなセルフケアなら行えるかを考えましょう。

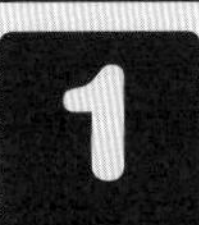

TBI/OHI

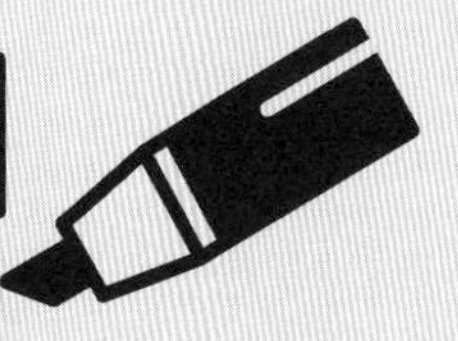

Q.13

思春期の患者さんに、どのような指導をすれば
セルフケアのモチベーションが高まりますか。

A.061

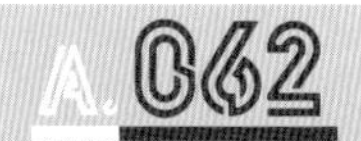

子どもたちの関心を把握・理解し、興味を引きそうな情報を伝えよう

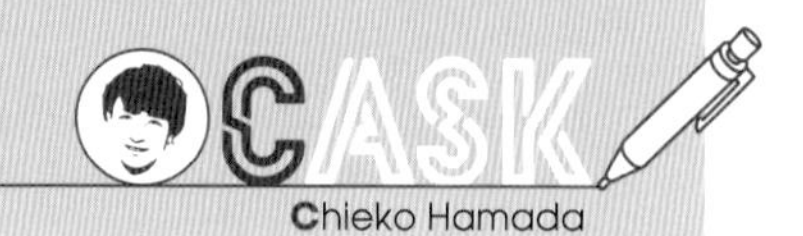

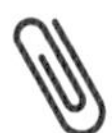

思春期の子どもたちの意識・関心

みなさんは子どものころ、「勉強しなさい（したほうがよい）」と大人に言われ、「はい、頑張ります」と素直に返事ができていましたか？ 「勉強が将来役に立つのか」、「必要かもしれないけど、やりたくない……」と思っていた方も多いのではないでしょうか（**図１**）。

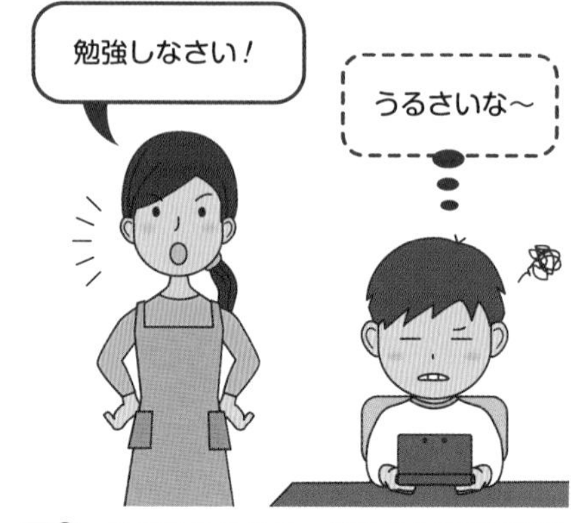

図❶ 子どものころは、他者からの指導や注意を素直に受け止められない

小学５年生～高校生を対象に、生活行動の意識調査を行った結果[1)]、「大切だと思うことは何か」の質問に、小学５～６年生の１位は“友だちがたくさんいること”、２位は“健康であること”でした。中学生・高校生では“健康であること”が１位で、中学生の２位は“友だちがたくさんいること”、また高校生では“将来に夢をもっていること”という結果でした。これらもヒントにして、アプローチしてみましょう。

セルフケアを怠る弊害を伝える

思春期は対人関係を気にし、周りから見て自分と他者を比較することが多いようです。そのため、セルフケアができていないと口臭の原因になったり、う蝕や歯周病になることで歯を失い、見た目が悪くなる可能性を伝えるなど、大人とは角度の異なるOHI（Oral Hygiene Instruction）もよいでしょう。“欧米では、歯がきれいかどうかが採用や昇格に影響する”など、将来に繋がる情報を伝える場合もあります。

【参考文献】

1）内閣府：平成27年版 子供・若者白書（全体版）. https://www8.cao.go.jp/youth/whitepaper/h27honpen/b1_06_02.html（2021年10月19日最終アクセス）

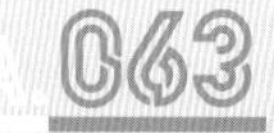

ブラッシングで自身の見た目をよくできるなど、審美をキーワードにモチベーションを上げる指導をしよう

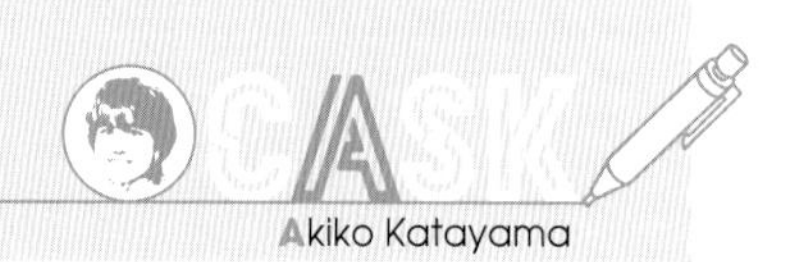

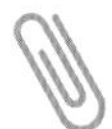

自分の見た目をデザインする行動

私が思春期の患者さんと対話を重ねて思うのは、審美に関する情報以外には興味をもてない年代だろうということです。

そのため、セルフケアで見た目をよくできることに主眼を置いたOHIは響くことが多いです（**表1**）。たとえば、ブラッシングは病気の発生予防を目的とするよりも、自分の見た目をデザインする行動の1つであると話します。顔のパーツで印象を決めるのは、顔の中心に位置する口元です。「白目より一段階明るい天然歯」や「美しい歯肉ラインと艶のある歯のバランス」が、かっこよさを決めるキーポイントであることも、タイミングを見てさりげなく伝えています。

同僚の歯科衛生士が、15歳のご子息にモチベーションの上がるセルフケアの指導について尋ねたところ、キーワードは「歯がきれいだとモテる」だったそうです。思春期の年代に人気のある芸能人の口元を共有しながら進めるOHIもよさそうです。

私が最も意識するのは、指導する者の見た目のかっこよさです。これは、思春期のころに自分が影響を受けた大人たちに共通します。「誰の話を聴きたいのか？」、「どんな相手の話なら聴き入れるのか？」を考えてみるのもよいかもしれません。

表❶　思春期の患者さんと対面する際に意識すること

- 1人の大人として対応する
- セルフケアを勧める際にも、さまざまな場面で本人に選択権を与える
- 指導する自分自身がかっこよくある
- 思春期には、健康よりも審美に興味をもつケースが多い。OHIでは審美（見た目）に関する言葉を用いた助言をする。それをきっかけに、「他人からどう見られたいか？」、「自分をどう見せたいか？」の未来像とセルフケアを繋げる

目標は低めに設定し、コミュニケーションをとって来院を継続してもらおう

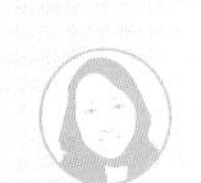

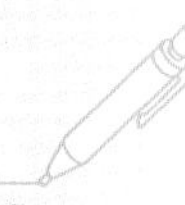

Shunatsu Yokoyama

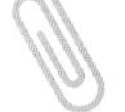

共感してコミュニケーションをとり、状況を探る

歯磨きの状況は、本人よりも家族に確認したほうがよいでしょう。まずは、「歯磨きは面倒だよね」と共感するのが大切です。コミュニケーションがとれたら、1日に1回でも歯を磨いているかを尋ねてみましょう。磨いていると答えても、口腔内の状態は磨いているように思えないケースも多くあります。

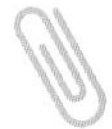

歯を磨かないデメリットを説明し、目標は低めに設定する

歯を磨かなければならないという意識をもってもらうために、歯磨きをしないとどのようなことが起こるかを具体的に

説明してみましょう。たとえば、口の中にプラークが残っていると口臭が発生することや、口腔内の細菌が体の中に入ってしまうなどです。また、指導にあたっては目標を低めに設定し、「口の中の半分だけ磨いてみよう」というように、ハードルを低くすると効果的ですが、子ども扱いはやめましょう（図2）。また、論理的な説明を受けたい子、時間をとってしっかり聴きたい子など、さまざまであることも念頭におきましょう。歯科以外の話でもコミュニケーションをとり、継続して来院するように促すことが大事です。

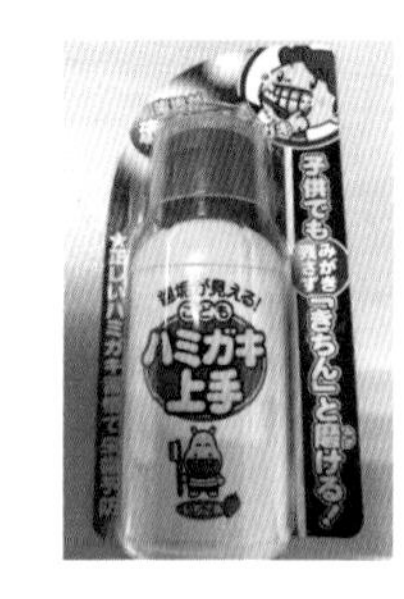

図❷　目標の伝え方の一例。染め出しを行い、「染め出すと簡単だよ！　赤いところを落としてみよう！」というように伝えると効果的。製品は、こどもハミガキ上手（タンペイ製薬）

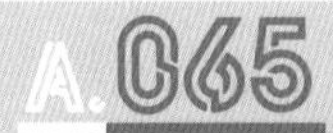

A.065 本人が興味・関心のある話題を切り口に、歯科保健指導を行おう

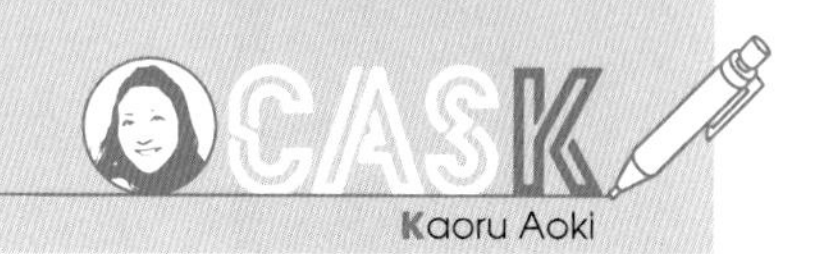

思春期は、部活動や通塾などで忙しく、セルフケアを疎かにしがちなため、う蝕や歯肉炎に罹患しやすくなります。口腔衛生の必要性を患者さん自身が理解できるよう、ブラッシング時の出血が歯肉炎のサインであることなどを知ってもらい、ヘルスプロモーションの概念に関心をもつように促します。思春期は、心と体の成長がアンバランスとなり、本人さえもどうしたらよいのかわからなくなる時期です。したがって、「やる気がない」、「関心がない」と一方的に決めつけないようにしましょう。

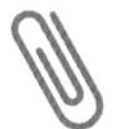

歯科保健指導では興味のある話題を提供

この時期の歯科保健指導は、本人に興味があるような話題から切り込んで情報を提供します。保護者の管理から離れ、夜型生活や朝食の欠食などが目立ち始めたり、飲酒や喫煙への興味をもち始める時期なので、まずはそれらについて指導します。また、女子は痩せ願望が強くなり、ダイエットを始める傾向がありますので、美容やビタミン・ミネラル、月経、鉄欠乏の話題などもよいでしょう。

最大のリスクファクターは定期健診の中断です。そのため、たとえセルフケアが不十分でも、部活動や塾で多忙なスケジュールのなかで来院したことを褒め、“来院してくれただけでよし”とすることも、時には必要だと思います。

1 TBI/OHI

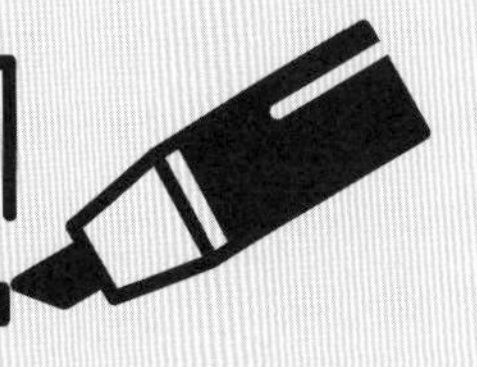

Q.14

更年期のメインテナンス患者さんの
プラークコントロールが悪化しているとき、
どのような指導が効果的ですか。

A.066

A. 067

更年期に起こる症状を理解し、それらを緩和させる指導を心がけよう

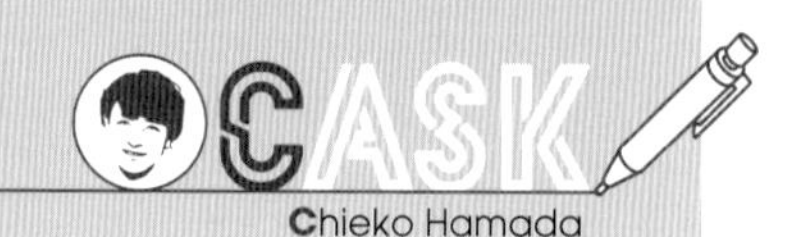

Chieko Hamada

更年期の症状を理解する

40代以降の男女は性ホルモン分泌の低下が原因となり、体調不良や情緒不安定などが起こります[1)]。とくに女性は、この時期に閉経してエストロゲン（女性ホルモン）が減るため、卵胞刺激ホルモン（女性ホルモンを促すホルモン）が増え[2)]、更年期を迎えます。

更年期はホットフラッシュやイライラなどの症状が有名ですが、乾燥トラブルも起きます。そして口腔内の乾燥は、う蝕や歯周病の悪化、口臭に繋がります。また、不眠障害や心の不調も起こります。女性なら誰にでも起こるので、まずは理解をすることが大切です（**図1**）。

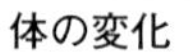
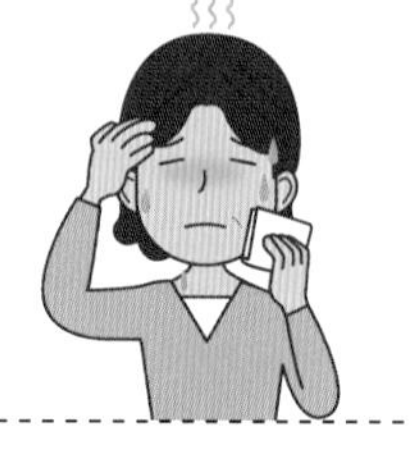

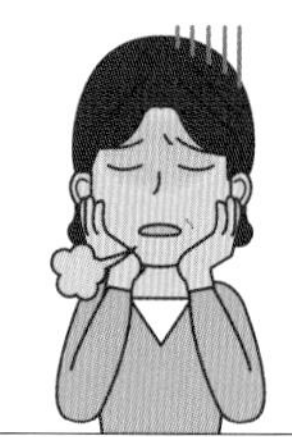

図❶　体の変化と心の変化

「口臭が気になる」、「唾液がネバネバする」、「唇が渇く」、「プラーク量が増えた」、「急にう蝕が増えた」などの症状があったら、更年期に伴う口腔乾燥症（ドライマウス）が疑われます。

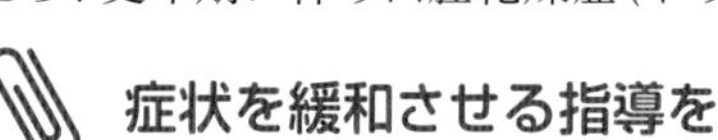

症状を緩和させる指導を

口腔乾燥を認める患者さんには、口腔乾燥症の方と同様に唾液の分泌を促す唾液腺マッサージや舌運動などを指導します。食生活では、カフェインやアルコールの摂取を減らし、よく噛んで食事をするように伝えます。また、痛みに敏感な場合もありますので、歯ブラシの毛の硬さにも配慮しましょう。

【参考文献】

1）厚生労働省：e-ヘルスネット 更年期障害．https://www.e-healthnet.mhlw.go.jp/information/dictionary/heart/yk-081.html（2021年10月1日最終アクセス）

2）対馬ルリ子，吉川千明：「閉経」のホントがわかる本 更年期の体と心がラクになる！．集英社，東京，2020.

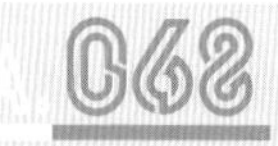

A. 062

更年期に現れる心身の不調を理解し、セルフケアの追加や工夫を提案しよう

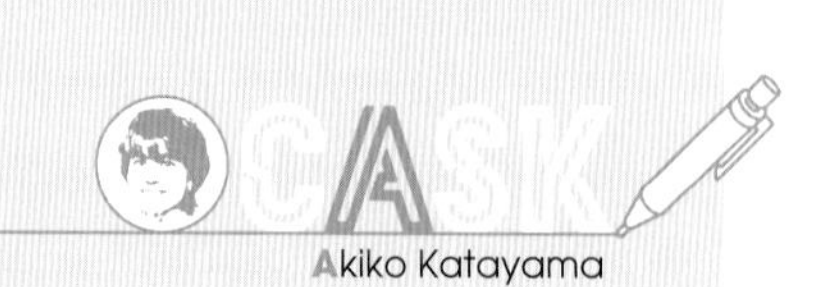

Akiko Katayama

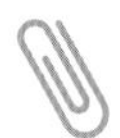

更年期における心身の変化を理解する

50代は心身の変化が現れやすく、「ゆらぎ期」ともいわれます。また、程度の差はあれど、誰しもさまざまな部位の身

体的老化を自覚しています。このような抗うことが難しい変化に対して、自分でコントロールできないもどかしさ、やるせなさという心理も生じます（**表1**）。更年期を経験していない歯科衛生士は、ぜひ心に留めておきましょう。

プラークコントロールの悪化は、前述のように心と体の2つの要因が考えられます。よって、その背景を理解し、患者さんを責めない言葉を選んでOHIを行いましょう。

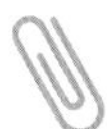

口腔機能の安定を目的とした指導を行う

更年期の患者さんを担当する際、私たちが目指すべきなのは口腔機能の安定です。安定とは、変動が少ないことを意味します。年齢や環境で口腔内は変化し、加齢に伴い免疫能が低下するため、年齢を重ねるごとにさまざまなセルフケアの追加や工夫がポイントになると考えます。

「セルフケアの重要性はわかっているけれど、やる気が出ない」、「頑張っているのに、思うような結果が得られない」という時期は、プロケア主体で歯科医院を頼ってもらいます。

表❶　更年期に現れる不調の原因と症状（参考文献[3, 4]より引用改変）

おもな原因

- 男女ともホルモン分泌の減少（男性は分泌量の変化が緩やか）
- 体質、環境的な要因など

自覚のある更年期症状

- 身体的症状（だるい、寝つけない、のぼせや顔のほてり、脈が早くなる、動悸や息切れ、異常な発汗、血圧が上下する、耳鳴り、頭痛やめまいなど）
- 精神的症状（興奮亢進、イライラや不安感、うつ、不眠、無気力感など）

【参考文献】

3）厚生労働省：e-ヘルスネット生活習慣病予防のための健康情報サイト. https://www.e-healthnet.mhlw.go.jp/
4）女性就業支援全国展開事業事務局：働く女性の健康応援サイト. https://joseishugyo.mhlw.go.jp/
（URLは2021年10月27日最終アクセス）

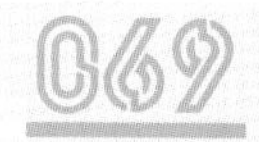

身体的にも精神的にも不安定になりがちな更年期。来院やセルフケアが負担にならないように配慮しよう

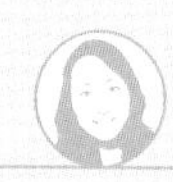

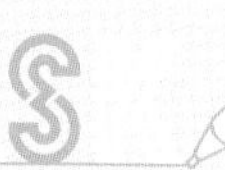

Shunatsu Yokoyama

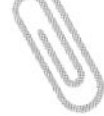

更年期を知ろう

生活面で思うように体が動かないことが増え、精神的にもとても不安定な時期です。急にコミュニケーションがとりにくくなる場合もあります。そのようなときに、顔色が悪いことやプラークコントロールの悪化などを指摘されると、さらに気分が落ち込みます。また、更年期といっても、起き上がれないくらい無気力になる方、誰かに話を聴いてほしい方など、さまざまです（**表2**）。更年期を経験していない方は、どのような症状があるのか、勉強してみるのもよいでしょう。

表❷　更年期にみられるおもな症状（参考文献[5]より引用改変）

- 顔がほてる
- 汗をかきやすい
- 手足が冷えやすい
- 息切れ・動悸
- 寝つきが悪い、眠りが浅い
- 怒りやすく、イライラする
- くよくよしたり、憂鬱になる
- 頭痛やめまい、吐き気がある
- 疲れやすい
- 肩こり、腰痛、手足の痛み

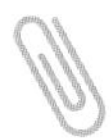

しつこく指導せず、寄り添う意識をもつ

何よりも、来院してもらうことが大切です。プラークコントロールの悪化も、しつこく指摘すると不快にさせてしまい

ます。患者さんに共感し、寄り添う意識で対応しましょう。

セルフケアは、患者さんの負担にならないように指導します。もちろん歯周病が進行している状況であれば、それを伝えなければなりません。しかし、少し出血している程度であれば、無理に指導をしなくてもよいと思います。

爽快感のある洗口液を勧めたり、普段使っている歯磨剤を変えたりなど、患者さんの気分転換になるような提案ができるとよいでしょう（**図2**）。

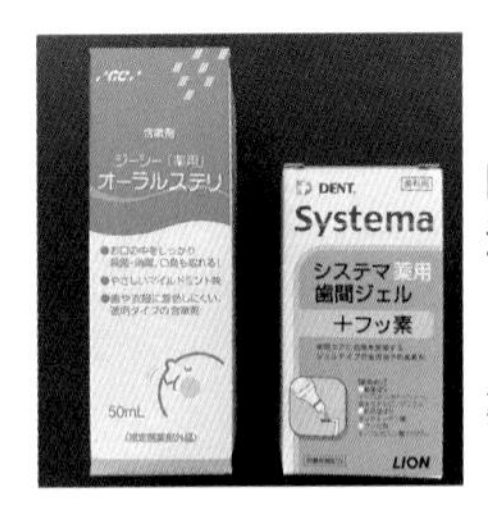

図❷　爽快感のある洗口液の一例。左：オーラルステリ（ジーシー）、右：Systema薬用歯間ジェル（ライオン歯科材）

【参考文献】

5）若月明彦（監）：更年期度チェック. https://www.hisamitsu.co.jp/hrt/check/check.html（2021年10月19日最終アクセス）

A.070

可能なセルフケアの内容を把握し、それ以外はプロケアでサポートしよう

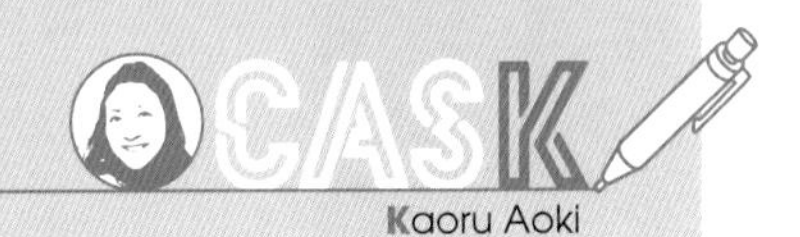

更年期は生殖期から非生殖期への移行期間のことで、閉経が大きく関係することから、女性に深く関連があります。また、男性にも男性ホルモン低下による更年期があります。

この時期はホットフラッシュと呼ばれる、のぼせやほてり、めまいや頭痛、全身の倦怠感、不眠などの身体的症状、気分の落ち込みや無気力などの精神的症状がみられます。検査を行ってもとくに異常はみられず、症状がひどくなると日常生活に支障を来すこともあり、人によってはたいへんつらい期間です。

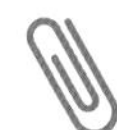

口腔内はセルフケア＋プロケアでサポート

更年期にみられる口腔内の症状としては、口腔粘膜に灼熱感を生じたり、心理的ストレスによって唾液の組成が変化することなどがあります[6]。歯肉に変化があっても、多くの場合はプラークが原因であるため、更年期に伴う口腔の変化を強調するのではなく、通常と同じ介入方法でよいでしょう。

しかし、身体的・精神的、感情的な変化には、注意を払いましょう。更年期におけるストレスや生活背景を理解し、気を配って親身な態度で接し、信頼関係を構築しましょう。患者さんができるセルフケアの内容を確認し、それ以外はプロケアでサポートするとよいでしょう。

【参考文献】

6）EMウィルキンス：ウィルキンス歯科衛生士の臨床 原著11版. 医歯薬出版, 東京, 2015.

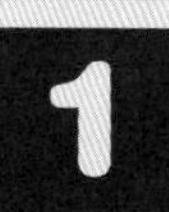

TBI/OHI

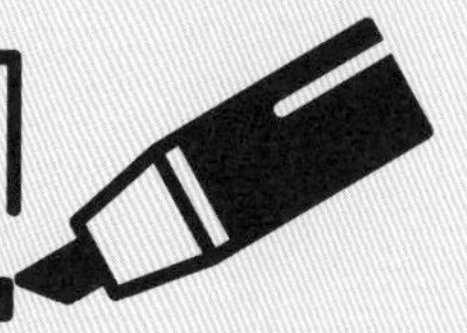

Q.15

高齢者やプライドの高そうな患者さんに指導を
行う際、どのようにアプローチするとよいですか。

A.071

A. 072

つねに相手を敬う言葉遣いや態度を心がけ、現状を認めたうえで提案・指導をしよう

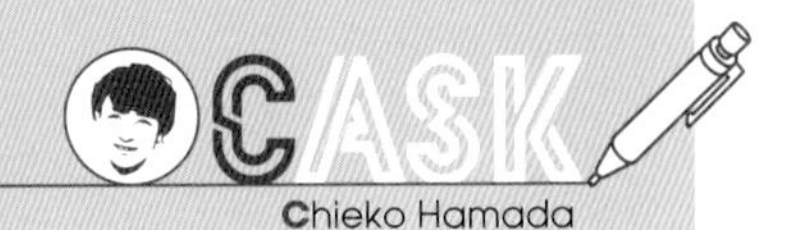

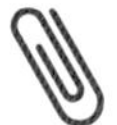

高齢者は人生の先輩

言葉遣いや態度でも患者さんに不快感を与えてしまうことがあるため、いわゆる「接遇」が大切です。とくに高齢者にセルフケアを指導する際は、“歯科の知識は少なくても、人生の先輩である”ことを心に留めましょう。どのような指導をするかにもよりますが、私は敬意を払いつつ基本的な内容は相手によって変えず、患者さんにとってのメリットを、丁寧に説明するように心がけています。ただし、あまり遠慮しすぎると何を言いたいのかがわかりにくかったり、正しい内容が伝わりにくかったりするので気をつけましょう。

また、認知症やうつなどが原因で怒りやすくなったり、頑固になったりする方もいます。継続来院していると、そのような変化に気づくこともあるでしょう。その場合は、歯科医師と相談のうえ、ご家族にお話しをうかがうこともあります。

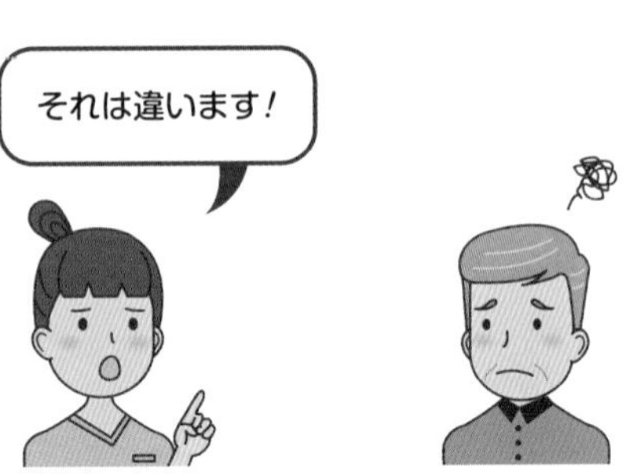

図❶　セルフケアや習慣を否定されると、自分自身や人生を否定されたと感じることもあるので注意する

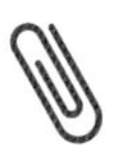

現状を否定しない

大切なのは、「いままでの習慣を否定しない」ことです。習慣を否定されると、自分自身や人生を否定されたと感じる方は、高齢者にかぎらず多いです（**図1**）。新しいことを指導するときには、「□□もよいのですが、○○したほうが△△もできるので試してみませんか？」など、現在のセルフケアを認めたうえで、新しい提案をするように伝えましょう。

A. 073

高齢の方には敬意を払う、プライドの高そうな方には褒めることを基本にアプローチしよう

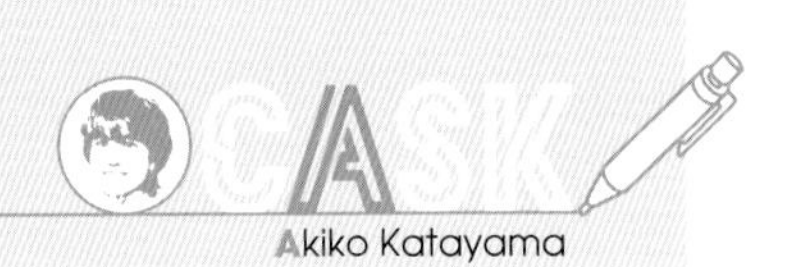

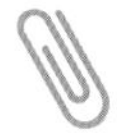

高齢の患者さんへの対応

まず、高齢の患者さんは、自分より人生経験を積み重ねている先輩です。さまざまな業界で職を極めた方や、家庭をもっ

て家族の人生を守り預かって時間を重ねてきた方たちです。私たちは口腔の専門家として患者さんに助言します。しかし、世の中の知識や振る舞いなど、教わることが多い相手ですから、敬意を払う姿勢と失礼のない言動で接するのが基本です。

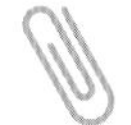

プライドが高そうな患者さんへの対応

プライドの高そうな患者さんは、自分の思想や行動に自信があり、他人からの干渉を好まないでしょう。まずは、セルフケアの行動を否定せず、こちらの考えを一方的に押しつけないように注意します。自尊心の高い方は向上心が強く、人一倍承認欲求が強い傾向があるようです。そのため、ただ褒めるのではなく、専門知識をもって褒めるとその欲求を満たすことに繋がり、次の展開へと進めやすいと考えられます。

◉

高齢者とプライドの高い患者さんのいずれの場合も、私たちは「指導」という解釈に留意してアプローチする点では共通しています。

074
相手の話にとことん耳を傾けて信頼関係を築ければ、ファンになってくれる可能性が高い！

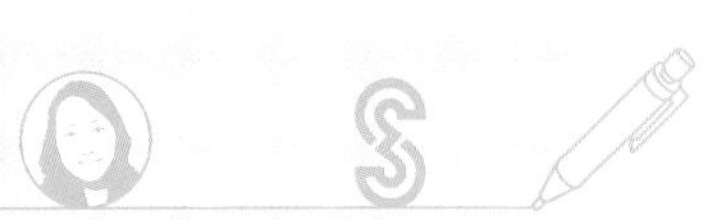

Shunatsu Yokoyama

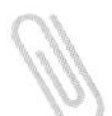

相手の話をよく聴くことに徹する

患者さんの話したことには、「そうなのですね」、「勉強になります」、「知らなかったです」というように、しっかりと聴き、相手を敬う姿勢を見せるとよいでしょう。ポイントは、絶対に話を遮らないことです。また、このような方には、必ず敬語で話すようにします。

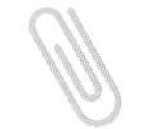

セルフケアを認めつつ、さらに効果が上がる方法を提案する（表１）

セルフケアや頑張りを否定されると、不快に思う方もいます。まずは、患者さんのセルフケアを認めましょう。そのうえで、セルフケアの効果がさらに上がる方法を提案します（**表１**）。たとえば、歯磨きはこれまでどおり続け、昼だけ補

表❶ 普段のセルフケアは続けてもらうようにし、さらに効果が上がる方法を提案する

朝	昼	夜
いつもどおり	セルフケアを付け加える	いつもどおり
歯ブラシのみ	歯ブラシ ＋ 補助清掃用具	歯ブラシのみ

助清掃用具の使用を勧めるなど、それまで患者さんが行ってきたセルフケアに付け加える意識です。

プライドが高い、あるいは気難しいと感じられる患者さんには、しつこく指摘や口出しをしないようにしましょう。このような方は、信頼関係が築けるとファンになってくれる可能性が高いです。あまりマイナスに捉えて苦手意識をもちすぎず、相手の話を受け入れる姿勢でコミュニケーションをとりましょう。

A.075 患者さんの尊厳を守って接し、情報提供という意識で指導・教育を行おう

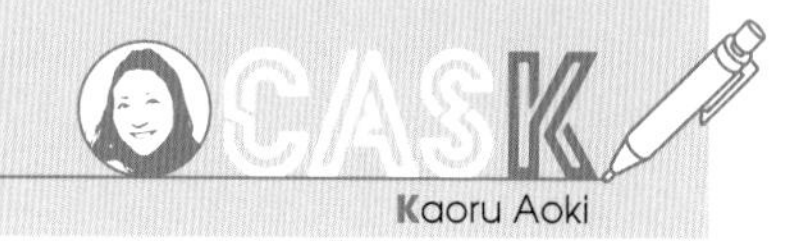

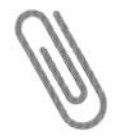

患者さんの尊厳を守って接する

基本的にすべての患者さんに対し、尊厳を守って接しましょう。尊厳を守るとは、相手の人としてのあり方や考え方、人生そのものを理解・尊重することであり、医療従事者としての職業倫理です。少し難しいかもしれませんが、患者さんのいろいろな経験や成功体験を否定しないことです。ただし、高齢者やプライドの高い患者さんを前に、必要以上にへりくだったり、機嫌をとったりすることではありません。

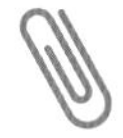

指導・教育ではなく、情報提供と考える

私たち歯科衛生士の業務には、「保健指導」、「患者教育」、「健康教育」という言葉がたびたび出てきます。高齢者やプライドの高い方を相手に、指導や教育をしようと考えると緊張するかもしれませんが、それらは“情報提供”であると捉えましょう。「○○するとうまくできますよ」、「○○という方法はどうでしょうか？」というように提案します。

また、OHI（Oral Hygiene Instruction）や禁煙支援などを通じて、医療従事者側が患者さんから学ぶこともあります。「それはよいアイデアですね！　参考になります」と素直に感想を伝えると、患者さんの姿勢に変化が出ることもあります。患者さんが来院回数を重ねたり、歯科衛生士として経験を積んでいくにつれ、次第に患者さんへの苦手意識もなくなっていくのではないでしょうか。

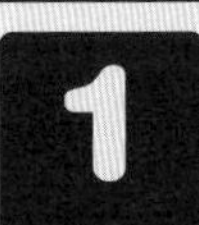

1 TBI/OHI

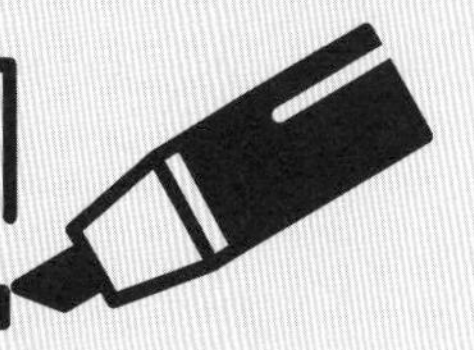

Q.16

ブラッシングが上達しない患者さんに、
電動歯ブラシを使った指導を行っても
よいでしょうか。

A.076

A. 077

技術不足の患者さんに、電動歯ブラシは有効。効率のよい磨き方でモチベーションアップにも活用しよう

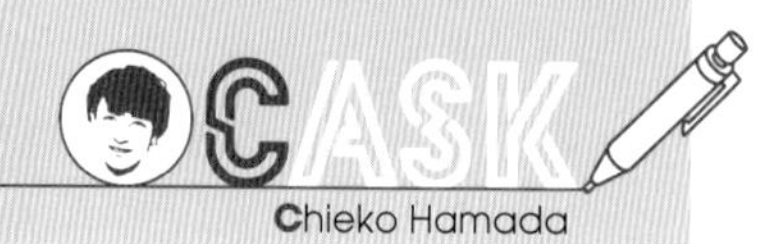

ブラッシングが上達しない原因はさまざまです。技術が不足しているのか、モチベーションが低いのかなど、原因の見極めが大切です。

試用したうえで購入してもらう

「頑張って磨いている形跡があるけれど、磨けていない」、「いまより効率よく磨ける方法を知りたい」という患者さんも多いのではないでしょうか？

不器用で手をうまく動かせないなど、ブラッシング技術に問題がある場合には、電動歯ブラシが有効なケースが多いです。手用歯ブラシも電動歯ブラシも、毛先が当たらなくてはプラークを除去できません。その点、歯科専売の電動歯ブラシはヘッド（替えブラシ）の種類が多く、口腔内の状況に合わせることで技術不足を補えるため、患者さんにそのようなメリットを伝えましょう（**図1**）。

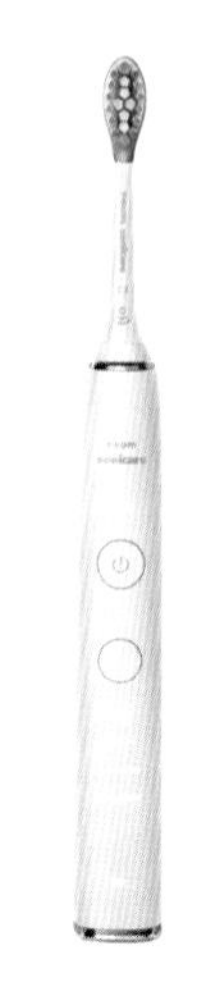

図❶ ソニッケアー ダイヤモンドクリーンスマート プロフェッショナル（フィリップス）。ブラシと動きの種類の多さから、多くの人に適応する

また、歯科医院に電動歯ブラシのデモ機を用意しておき、導入前に試用できるようにします。電動歯ブラシは試用せずに購入する患者さんがほとんどですが、試用するメリット・デメリットを伝え、理解が得られたら替えブラシを購入して試してもらいましょう。

不器用な方はもちろん、短時間で効率よく磨きたい方も、電動歯ブラシを導入することでセルフケアのモチベーションが上がりやすいので、ぜひお試しください。

A. 078

手磨きが上達しない方には電動歯ブラシが有効。機種の特徴を把握したうえで、適切な使い方を勧めよう

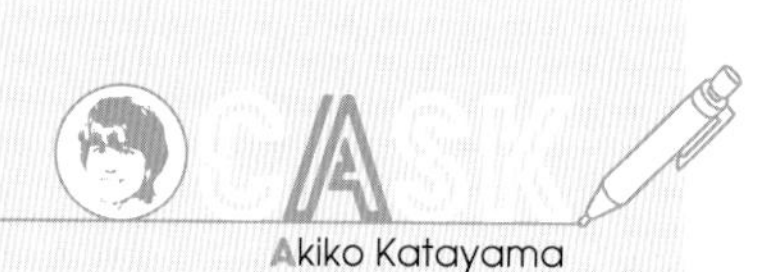

電動歯ブラシでの指導を行ってよいでしょう。私が電動歯ブラシを提案するターゲットを**表1**に示しますので、参考にしてください。基本的には、初診から電動歯ブラシを勧めることはなく、手磨きでどんなに工夫しても成果を得られない

場合に、打開策として提案しています。

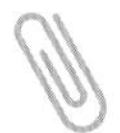

電動歯ブラシを使用するメリット

電動歯ブラシの特徴は、手磨きでは到底できない高速振動数（ストロークの速度）と複雑な動き（振幅と振動）です。清掃力の単純比較なら、圧倒的に電動歯ブラシが有利だと思います。使用の際は、この清掃力を発揮できるよう、プラークにうまくフィットさせるのが操作のコツです。電動歯ブラシは、理想とする速度と動きが安定して持続します。そのため、手磨きで生じる磨きムラを回避しやすいのです。電動歯ブラシは機種によって特徴が異なるため、それらをよく把握したうえで適切に用いれば、ブラッシングが上達しないという課題を解決できるでしょう。

図2の患者さんは、12年間手磨きが上達せず、電動歯ブラシに変えただけですぐに成果がありました。このように、「もっと早くに電動歯ブラシを使えばよかった」という方が少なくありません。こうした実感が伴うのは、手磨きで限界を感じたタイミングで電動歯ブラシを提案し、染色検査の写真を並べて視覚的に評価したからだと思います。

表❶　電動歯ブラシの共通ターゲット例

- 手磨きより成果が得られそうな場合
- 手磨きでは状況を打開できない場合
- その他
  - いくら頑張ってもうまく磨けない
  - 磨ける部位、磨けない部位にムラがある
  - 手指をうまく動かせない
  - 過剰なブラッシング圧を改善できない（適切な機種を選ぶ）

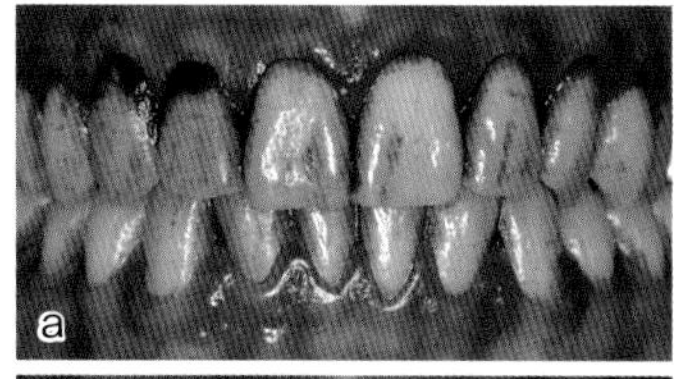

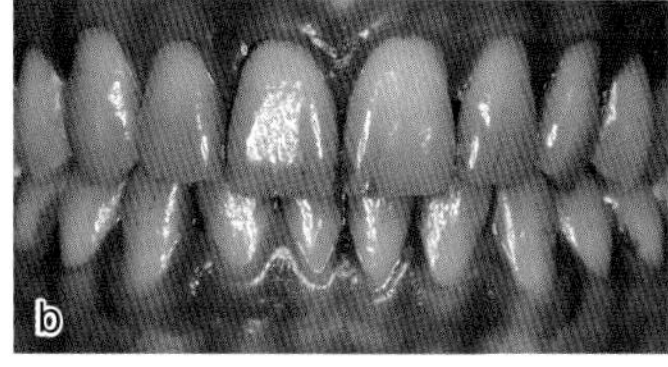

図❷　a：12年間上達しなかった手磨き、b：電動歯ブラシへの変更後2ヵ月。顕著な改善を認めた

079

電動歯ブラシを使い始めたら一度持参してもらい、ヘッドの種類や使い方を確認しよう

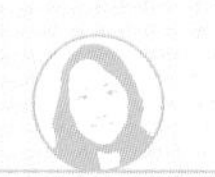

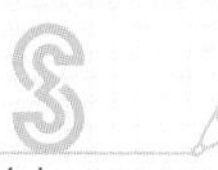

Shunatsu Yokoyama

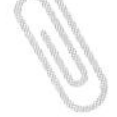

積極的に勧めてOK

ブラッシングが上達しない方には、積極的に電動歯ブラシを勧めましょう。力のコントロールができる機能がついている製品であれば、さらによいです。ブラッシングが苦手な患者さんでも、1歯1歯に当てるようにすれば、プラークコントロールがしっかりでき、爽快感も得られます。

電動歯ブラシには、回転タイプ、音波タイプ、超音波タイプなどの種類があります。具体的な製品名を挙げ、大きさや重さ、機能などをまとめた資料を用意しましょう（**図3**）。

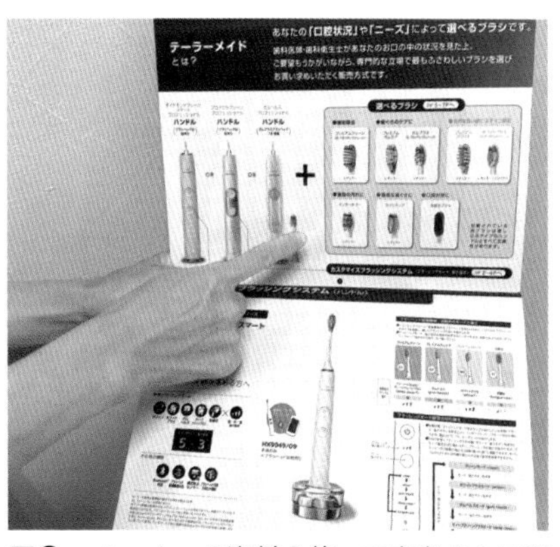

図❸　メーカーの資料を使って患者さんに説明してもよい

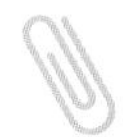

使い始めたら、一度持参してもらう

電動歯ブラシの使い方は、患者さんの口腔内に合った製品を意識しながら説明できるとよいでしょう。私は、歯列不正

がなく、歯が大きめの患者さんにはオーラルB（松風）を、う蝕や歯周病のリスクが高い方には、ソニッケア（フィリップス）やプリニア スマイル（ジーシー）を勧めています。また、電動歯ブラシはヘッドを変えると家族全員で使用できるため、興味をもってくれる場合もあります。

実際に患者さんが電動歯ブラシを使い始めたら、歯科医院に持参してもらいましょう。ヘッドの種類が適切ではない場合や使い方が間違っている場合があるため、フォローが必要です。

A. 020
電動歯ブラシを使えばきれいに磨けるわけではない。特徴やメリット・デメリットを理解してもらおう

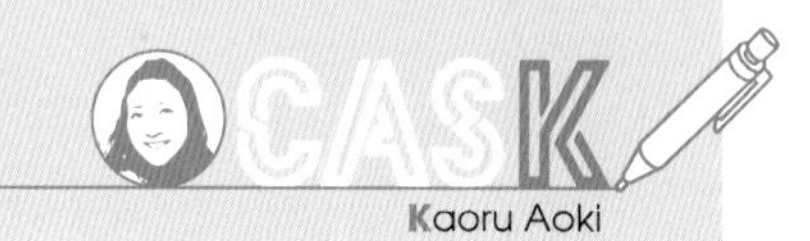

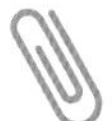

電動歯ブラシは万能ではない

電動歯ブラシを患者さんに勧めてよいと思います。私自身も、多くの患者さんに電動歯ブラシを指導してきました（**図4**）。しかし、電動歯ブラシは「魔法の歯ブラシ」ではありません。部屋の掃除が苦手な方が、高性能の掃除機を使ったからといって片づけ上手になるとはかぎりません。同様に、電動歯ブラシにも使い方のコツや工夫、技術が必要ですし、何よりも患者さんのモチベーションが低ければ上達しません。患者さんが「電動歯ブラシを使いたい」と言った場合は、なぜ使いたいのかを聴取しましょう。電動歯ブラシさえ使えばきれいに磨けるという甘い考えでは、少し心配です。

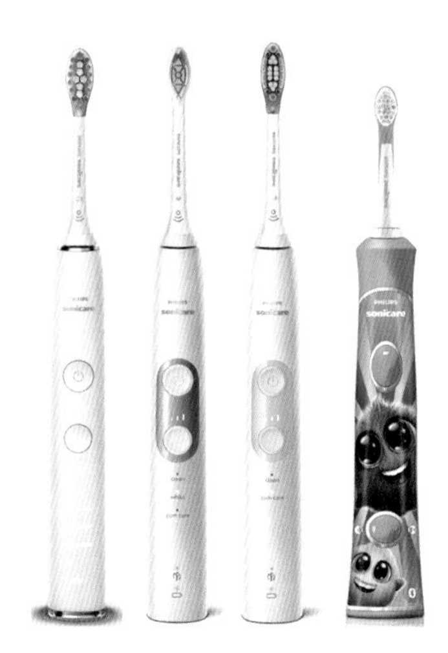

図❹　左から、ソニッケアー ダイヤモンドクリーンスマート プロフェッショナル、ソニッケアー プロテクトクリーン プロフェッショナル、ソニッケアー プロテクトクリーン4700 プロフェッショナル、ソニッケアー キッズ（すべてフィリップス）

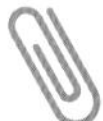

メリットとデメリットを理解する

電動歯ブラシには、短時間で磨ける、動かしにくい部位を楽に磨けるといった多くのメリットがあります。一方で、電動歯ブラシでゴシゴシ磨くと歯や歯肉にダメージを与えますし、各メーカーが推奨する使い方をしないと結果が出にくいなどのデメリットもあります。

まずは歯科衛生士が、各メーカーの製品をできるだけ多く把握するように努めましょう。それぞれの特徴を理解したうえで、電動歯ブラシを患者さんに勧めたい理由を明確にして、説明するとよいでしょう。

2 生活習慣

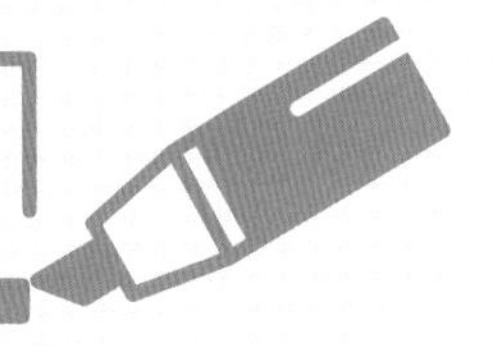

Q.17

毎日、多量の砂糖を入れたコーヒーを頻回に飲む患者さんに、砂糖の量や飲む回数を減らすよう伝えていますが、受け入れてもらえません。どのように説明すればよいですか。

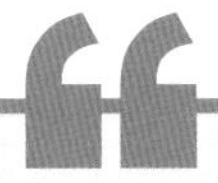

A. 022

砂糖入りのコーヒーを飲む理由を確認したうえで、まずはベストな案を伝え、難しければベターな提案をしよう

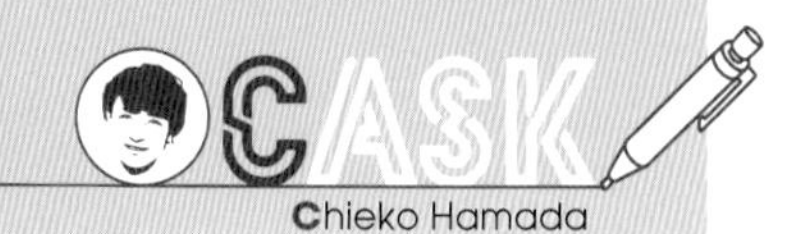

ベストな提案から勧める

私はコーヒーに砂糖を入れる理由から患者さんに尋ねます。そうすると、①何となく、②砂糖を入れないとコーヒーが飲めない、という２つの回答が多くみられます。

理由を聴いたうえで、「ブラックもしくは砂糖が入っていない別の飲みものに変えられませんか？」と提案します。初めから「砂糖の量や飲む回数を減らす」のでは、最初と比べてベターな妥協的ともいえる提案になります。私は歯科衛生士として、ベストな提案から勧めるのが大事であると考えます。どうしてもやめられないとわかってからベターな対応を検討・提案するのでも、遅くはないでしょう（**図１**）。

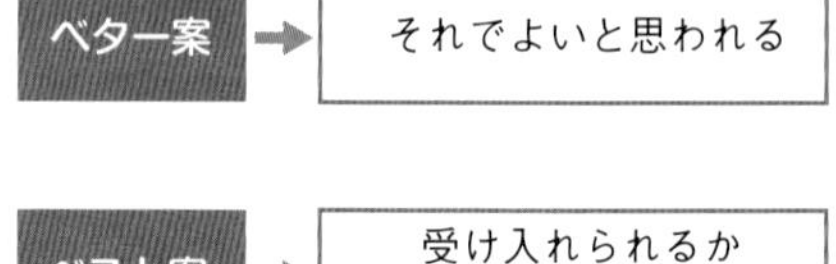

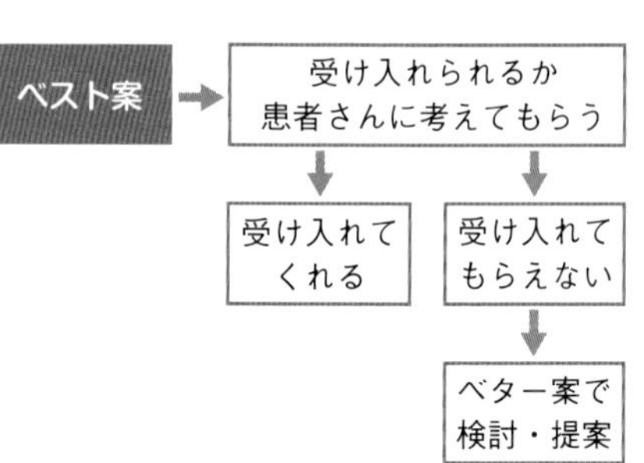

図❶　最初からベターな案で妥協すると、それができればよいと思われてしまう

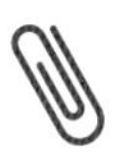

具体的な対応

大量に砂糖を入れたコーヒーがなぜいけないのか、摂取によるデメリットを伝えます。次に、「砂糖なしで飲めそうですか？」と尋ねます。前述の回答で①の患者さんは、ほとんどの方がコーヒーを飲む回数を減らしたり砂糖をなしにしてくれます。②の患者さんのなかには、深夜に仕事をしていて、眠気覚ましにどうしてもコーヒーを飲みたい方もいます。そのような方には、アイスコーヒーならコップから直接飲むのを避けてストローを利用してもらったり、コーヒーを飲む代わりにキシリトールガムを噛むことを勧めたりします。

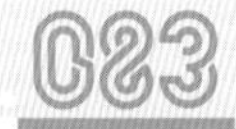

う蝕の仕組みなどとともに砂糖の摂取を減らす理由を明確に伝え、具体的な情報提供を交えて食事指導を行おう

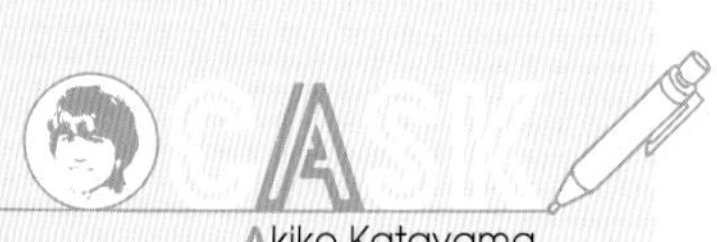

多量の砂糖を頻回に摂取する機会を減らすのが、なぜ患者さん自身のためになるのか、摂取し続けるとどうなるのかを説明しましょう。理由が不明なままの食事指導は、患者さんに受け入れてもらえません。

歯科衛生士が砂糖の頻回摂取について指導を行う目的の1つは、う蝕の予防です。患者さんが自覚できる実質欠損や症状があるう蝕なら、危機から脱したい欲求が強く、行動変容は容易でしょう。しかし、何も自覚できない初期病変では困難です。穴があくまで数年を経る過程や、ごく軽度の初期段階や病変が非活動性なら削らない治療が可能であることを知らない方も多いです。そのため、冒頭の「なぜ」を解説する前に、これらの情報提供を要します。う蝕の段階は、ICDAS（国際的う蝕探知評価システム）と本人の口腔内写真とを用いるとわかりやすいと思います。

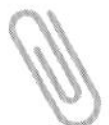

具体的な情報を提供する

コーヒーなどの嗜好品に含まれる糖分の量を知れば、う蝕予防だけではなく全身の健康について考えるきっかけになるでしょう（**図2**）。摂取頻度は、ステファンカーブを用いて本人が実行できる現実的な改善案を相談します。さらに、2015年にWHO（世界保健機関）が糖類摂取量のガイドラインを発表し、う蝕リスク低減のために1日25g程度に抑えることを推奨しています[2)]。これらの情報も活用しましょう。

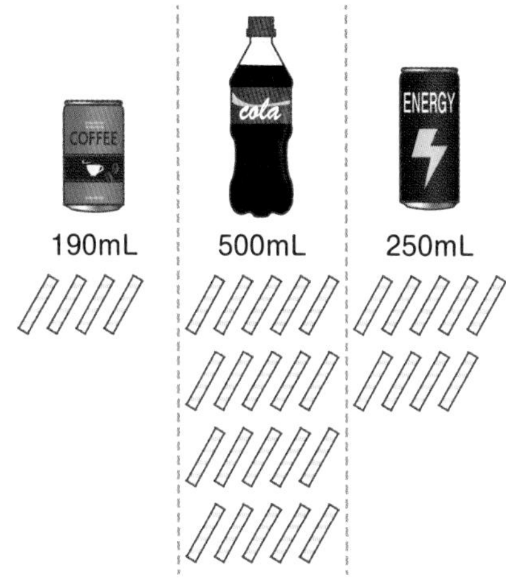

図❷　飲みものに含まれる糖分。スティックシュガー1本は3g（参考文献[1)]より引用改変）

【参考文献】

1）海老名メディカルプラザ：栄養科. http://plaza.jinai.jp/technology/img/nomimono1508.pdf
2）WHO：Sugars intake for adults and children. http://plaza.jinai.jp/technology/img/nomimono1508.pdf
（URLは2021年10月21日最終アクセス）

Q24 砂糖の摂取によって歯肉が発赤・腫脹していることを伝え、実践しやすい摂取の減らし方を提案しよう

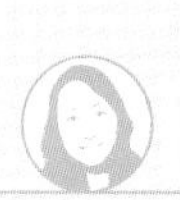
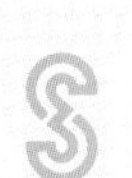
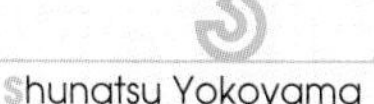

Shunatsu Yokoyama

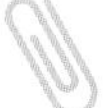

患者さんに口腔内の現状を伝える

歯肉に発赤や腫脹がある場合は、砂糖の摂取が原因であることを説明し、摂取量を減らすように指導します。嗜好品であるコーヒーを飲むことを完全にやめてもらうのは難しいため、砂糖の摂取を減らす方法を提案できるとよいでしょう。

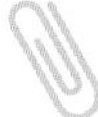

砂糖の摂取を減らす具体的な方法を提案

身体によいから甘いコーヒーを飲んでいるという患者さんもいますので、一概に否定しないようにしましょう。メープルシロップやはちみつ、黒糖ならよいと思っている方もいますので、注意が必要です（**図3**）。

そのうえで、どのようにコーヒーを摂取しているのかを確認し、患者さんが実践しやすい方法を提案しましょう。ここ

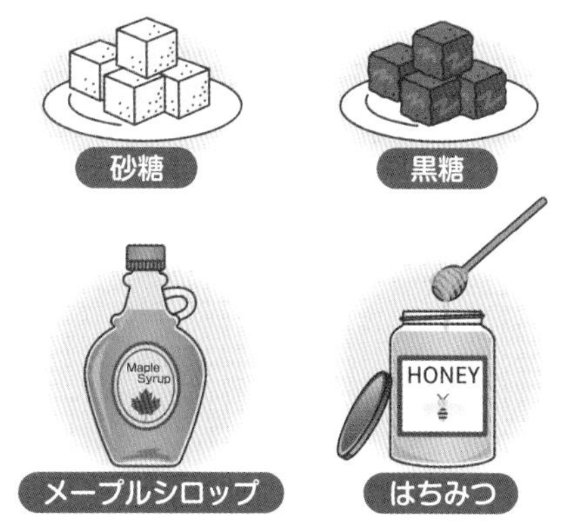

図❸　メープルシロップやはちみつ、黒糖なら入れてもよいと思っているケースもあるので注意

では、缶コーヒーやペットボトル、自宅で飲む場合を想定します。たとえば、加糖の缶コーヒーの場合、一気に飲み切って１日に何本も飲んでいるようなら、本数を減らしてもらいましょう。ペットボトルは長時間かけて飲みがちなため、だらだら飲みはう蝕のリスクを高めることを伝えます。自宅で飲む場合は、シュガーカットできる甘味料の使用や、お茶や紅茶での代用を勧めます。ただ、「砂糖の入ったコーヒーの摂取を減らしてください」と伝えるよりも、このように具体的な提案のほうが受け入れてもらいやすいです。

砂糖の摂りすぎはう蝕になりやすいだけではなく、全身にも影響を及ぼすことを伝えよう

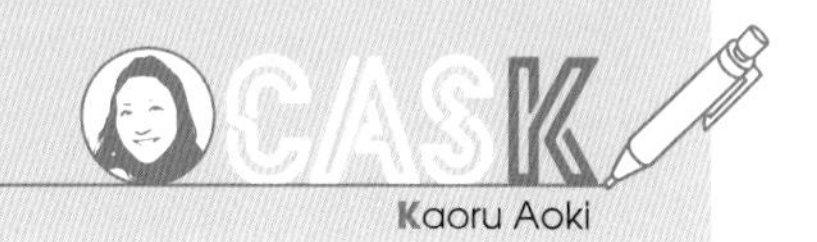

Kaoru Aoki

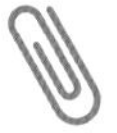

全身疾患への影響も説明する

砂糖の多量摂取は、ぜひとも改善したい食生活習慣の１つです。なぜ改善したほうがよいのかという理由を患者さんに明確に伝えましょう。

まず、「う蝕予防」のためですね。「砂糖の摂りすぎがむし歯の原因になる」ことは一般的に知られていますので、それだけでは説得力に欠けます。砂糖を摂りすぎると、どうしてむし歯になるのかのメカニズムを説明するとともに、むし歯になるとどのようなデメリットがあるのか、具体的に説明しましょう。

そして、う蝕以外にも「歯周病予防および治療」や「健康」のためという理由も挙げられます。栄養摂取状態が歯肉や全身に影響することは一般的にも知られていますが、具体的に「糖化反応と炎症の関係」など、少し掘り下げて説明します。

また、当然ですが砂糖の頻回な摂取は、血糖値にも影響を及ぼし、糖尿病の発症などに繋がります。そのため、「口」や「歯」以外にもやめる理由があることを伝えます。糖尿病と歯周病には密接な関係があるため、歯科衛生士は糖尿病についてしっかりと学んだうえで、患者さんに説明する必要があります。

【参考文献】
1）山本典子：これからの栄養指導に欠かせない糖化ケア．DHstyle，14（８）：15-30．2020.

2 生活習慣

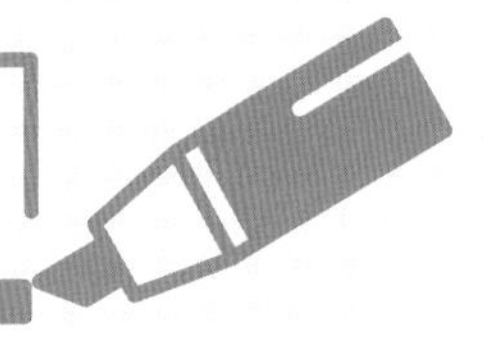

Q. 12

お酒を飲んだ後に歯磨きをせずに寝てしまうことが多い方に、どのような指導をすればよいですか。

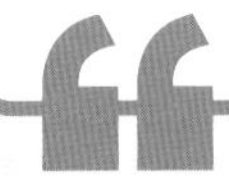

A. 026

A. 027

寝る前に歯磨きが必要な理由を説明し、それでも磨けない場合は翌朝念入りに磨いてもらおう

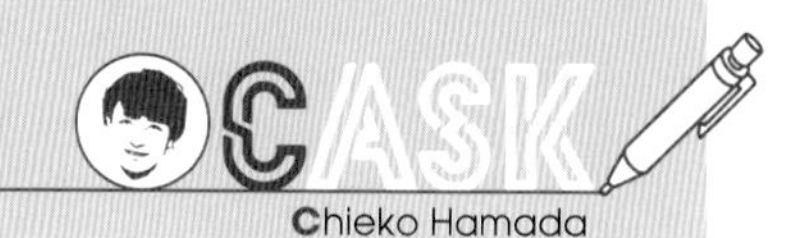

Chieko Hamada

歯磨きなしで就寝するリスクを知らない？

お酒を飲むと眠くなり、何かをするのが面倒になってしまいがちです。お酒を飲むと磨けない方は、「深酒をして何かをすることが面倒になる」もしくは「ブラッシングの必要性をさほど感じていない」場合が多いように思います。では、なぜ「寝る前は必ず歯磨きしてください」と指導する必要があるのか、一度その理由を患者さんに説明しましょう。

寝ている間は唾液の分泌量が低下し、唾液の効果(自浄作用、抗菌作用、緩衝作用など）が薄れ、バイオフィルムが増殖しやすい環境になってしまうため、歯磨きが必要です。これは歯科衛生士向けですが、患者さんにも同様に説明しましょう。

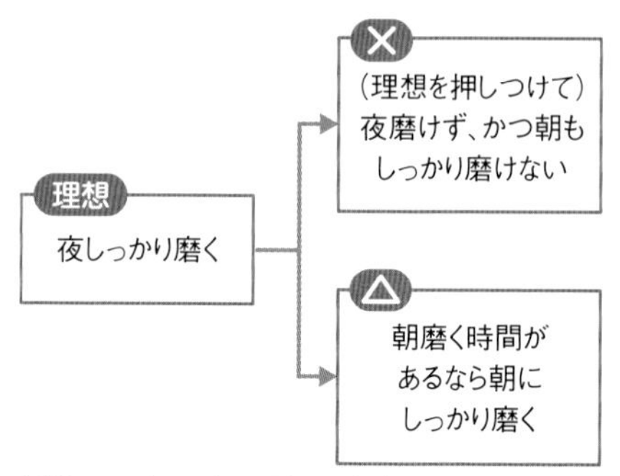

図❶ できるだけ理想の歯磨きに近づけるように、歯科衛生士がアプローチを続けることが前提

就寝前が難しければ、朝に十分な時間をかけて歯を磨いてもらう

まず、口腔衛生への理解度を再確認します。その後、「どのくらいお酒を飲まれますか？」と飲む回数や量を正確にヒアリングします。確認後、上記のように寝る前にブラッシングしたほうがよい理由を説明します。そのうえで、どうしても寝る前に歯を磨けない方には、本来は寝る前が最も歯磨きの効果が高いと説明し、妥協策として、翌朝にしっかり磨いてもらうとよいでしょう（**図1**）。その代わり、いつもより時間をかけてブラッシングするようにお願いします。

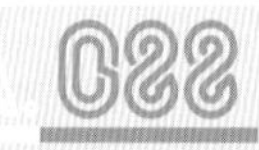

飲酒行動には個々の事情があることを理解し、行動変容のタイミングで役立つ情報提供や指導を続けよう

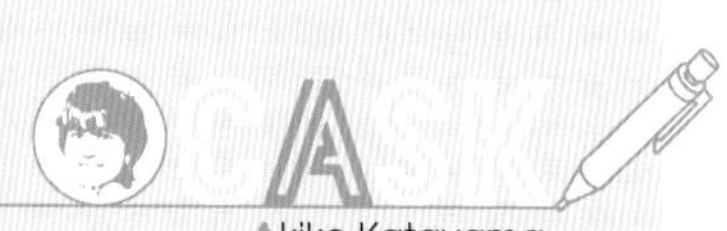

Akiko Katayama

当然、就寝前に行うブラッシングは重要ですが、実行が難しい場合もあります。質問にあるようなケースは、30～40代のビジネスマンの患者さんに多いです。たとえば、クライアントとの付き合いで会食が続き、帰宅後そのまま倒れ込む

ように寝てしまう、あるいは仕事の重圧から逃避するために自宅での寝酒をしてしまうなどの話をよくうかがいます。このように、飲酒行動には個々の事情があります。

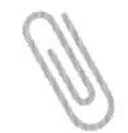

情報提供や指導を続ける

お酒やそれに伴う食事に含まれる糖分が、唾液分泌量の少ない就寝中に停滞することで生じる脱灰のリスク、飲酒による脱水およびブラッシングしないことで増加する細菌による口臭発生リスクなどを伝えます。しかし、患者さんからは「わかってはいるのですが……」と言われることがほとんどです。意味がないように感じるかもしれませんが、この「わかっている」ことが肝心です。患者さんの行動がすぐに変わらなくても、相手の体を心配しての助言と、専門家としての指導は続けます。いつか訪れるターニングポイントで、「患者自身がどのようにありたいか？」を選択する際に、この情報が必ず役に立ちます。経験上、お酒にかかわる行動は、基本的に前述のような事情があるときだけです。その時期こそ、定期的なメインテナンスによる検査で、疾患の徴候や緊急性の判断を行い続ける管理が重要であることも伝えます。

歯磨きをせずに寝そうになったら、大きめのヘッドの歯ブラシで軽く磨くか、洗口液で口を濯いでもらおう

Shunatsu Yokoyama

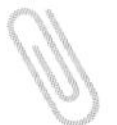

歯を磨かないリスクを伝える

お酒で酔って歯磨きをしないで寝てしまうことを問題視していない方も少なからずいます。そのため、歯を磨かないことによる口腔内への影響を具体的に伝えましょう。たとえば、アルコールによって口腔内が酸性の状態が長く続くと、歯や補綴物が溶けてしまうことを説明します。それが進むとやがて歯を失い、義歯を入れることになるおそれがあります。

まずは、歯を磨かないまま就寝すると、口腔内の状況が悪化することを理解してもらいましょう。

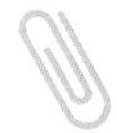

簡単にできるセルフケアを提案

このような患者さんには大きめのヘッドの歯ブラシを提案しましょう（A059［P.55］参照）。お酒を飲んで歯磨きを

せずに寝てしまいそうになったら、そのような歯ブラシで軽く磨いてもらいます。お酒を飲んだ後の歯磨きが難しいようなら、昼食後にしっかり歯を磨いておくなど、患者さんとコミュニケーションを取りながら、実践できそうな方法を一緒に考えます。

就寝前に歯磨きできない場合は、せめて洗口液で口を濯いでもらいましょう。そして、翌朝にしっかり時間をかけて磨いてもらうようにします。

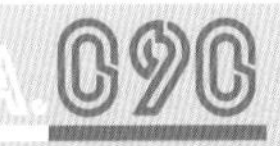

寝る前に歯磨きが必要な理由・根拠を伝え、患者さんの意識を変えよう

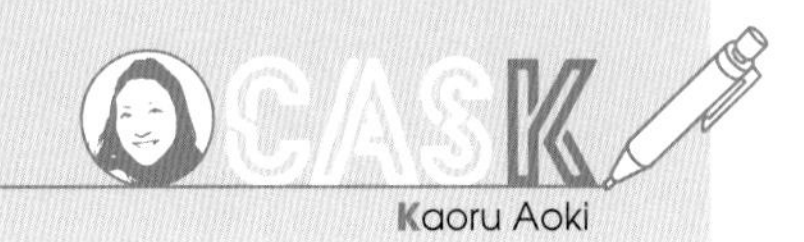

Kaoru Aoki

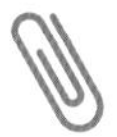

寝る前に歯磨きが必要な理由

患者さんのう蝕リスクや歯周病リスクはどうでしょうか。しばしばう蝕治療を繰り返しているなど、口腔内に問題があれば、具体的に伝えます。そして、就寝中は唾液の分泌が減って自浄作用が低下し、細菌が増殖するため、寝る前の歯磨きが必要であることを理解してもらいます。

「寝る前に歯を磨く」ことが大切であるとわかっていても、なぜ磨く必要があるのかという具体的な理由を知らずにいる患者さんは意外と多いです。お酒を飲んで眠くなったり、遅い帰宅になったりしたときに、就寝前の歯磨きが必要であると認識しているのとしていないのでは、歯磨きへの意識も大きく異なるでしょう。

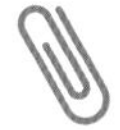

どうしても歯磨きができない場合

具体的な理由を説明しても歯磨きをせずに寝てしまう方には、普段の歯磨きや食生活、フッ化物の応用などを見直します。お酒を飲んで寝る前に歯磨きをしないことだけが問題ではありません。患者さんの生活環境と、う蝕や歯周病の総合的なリスクを考えましょう。

2 生活習慣

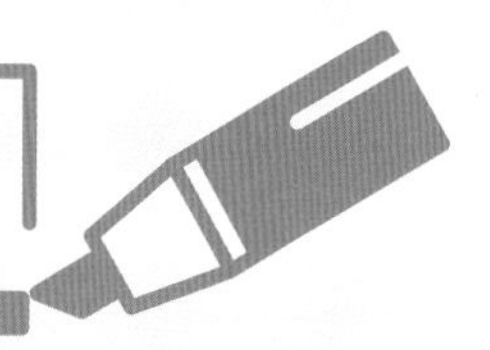

Q.19

学校やジムで運動後のスポーツドリンクの
摂取を推奨されている場合、
どのように対応すればよいですか。

A.091

A. Q92

スポーツドリンクの正しい知識を認識し、飲む場合の工夫を伝えよう

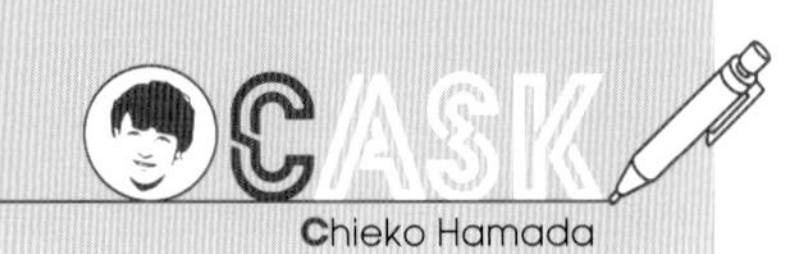

Chieko Hamada

厚生労働省によると、熱中症対策には「0.1 ～ 0.2％の食塩水またはナトリウム40 ～ 80㎎/100mLのスポーツドリンク、経口補水液」が必要とされています[1)]。発汗量が多く激しいスポーツ（サッカーなど）や１時間以上の運動をする場合は、熱中症対策としてスポーツドリンクが必要かと思いますが、１時間以内の軽い運動であれば発汗量も少ないので、普通の水でも十分です。単に水の代わりにスポーツドリンクを飲むという考えはNGです。この知識をもって対応します。

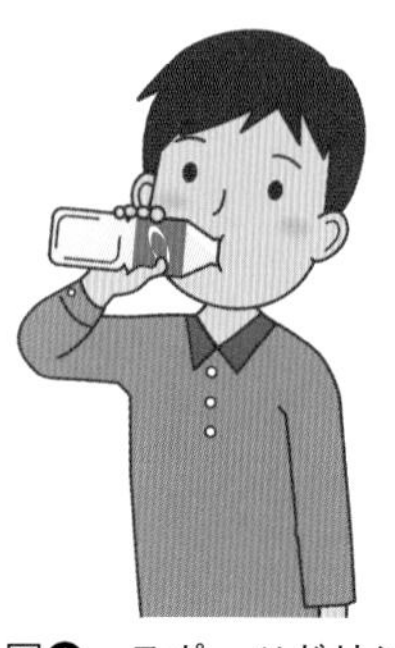
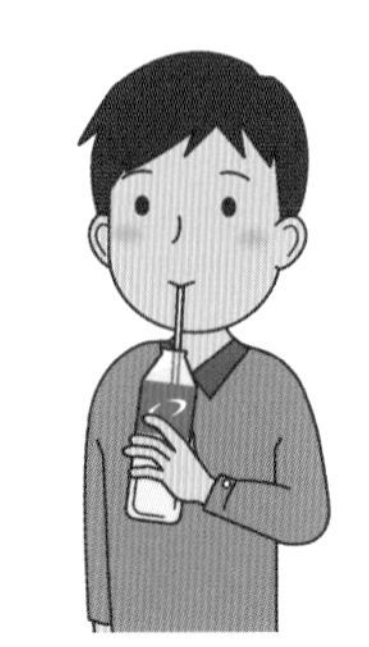

図❶　スポーツドリンクが口全体に行きわたらない飲み方を指導する

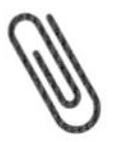

飲むときの工夫を伝える

まず、学校やジムでどの程度推奨されているかを確認します。激しいスポーツの部活では、強く勧められていることがあります。その場合、まずはスポーツドリンク（砂糖の入っている飲料水）のデメリットを説明します。う蝕予防もしなければなりませんので、ストロータイプの水筒で飲むように工夫してもらいます。口に含んでブクブクしてしまうと全体にスポーツドリンクが行きわたってしまいますので、できるだけそれを避けてもらいましょう（**図１**）。

飲んだ後は、水を飲むとスポーツドリンクが口に残りにくいので、さらによいことを伝えます。頭ごなしに「NG」を出しても、患者さんが学校やジムと歯科医院の間で板挟みになってしまうので注意しましょう。

【参考文献】

1）厚生労働省：職場における熱中症の予防について. https://www.mhlw.go.jp/houdou/2009/06/h0616-1.html（2021年10月20日最終アクセス）

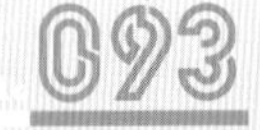

A. Q93

やみくもに摂取を否定せず、摂取方法の工夫やアドバイスを具体的に伝えよう

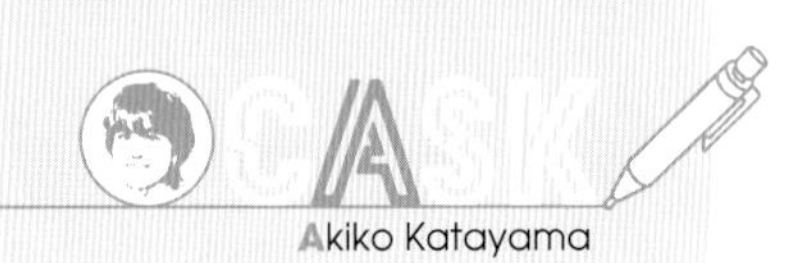

Akiko Katayama

熱中症の予防には、適切な水分と塩分補給が必要です。水分が小腸から吸収されるために糖分が必要という理由で、塩分（ナトリウム）やカリウムなどのミネラルと糖分が適度に含まれているスポーツ飲料が推奨されています。

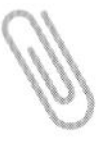

摂取方法を工夫する

学校管理下における予防策設定以降は、熱中症の発生率減少の推移が報告されています[2)]。そのため、ただやみくもにスポーツドリンクの摂取に反対するのは得策ではありません。しかし、スポーツドリンクのpHはほとんどが4.0以下（糖度は5～8）ですので、う蝕や酸蝕症のリスクを回避するためのアドバイスをしましょう（**表1**）。スポーツジムで推奨されている場合も同様です。

参考までに、保護者の方々に現在の事情を尋ねてみました。学校からは、運動後の水分補給について積極的な指導はありますが、水またはお茶を持たせるという指示だそうです。スポーツドリンクを許可すると、ジュースを持ってくる子どもがいるのが理由です。普段は麦茶を入れた水筒を持たせ、夏場の運動時にはそれとは別に、スポーツドリンクのペットボトル500mL を1本持たせるそうです。大きな水筒にスポーツ飲料を入れてしまうとダラダラ飲みになってしまいますが、数回で飲み切れるサイズなら、う蝕や酸蝕症のリスクを回避できるのではないかと考えたうえでの工夫だそうです。

表❶　スポーツドリンク摂取へのアドバイス

- **スポーツドリンクを常用飲料にしない**
  運動する日など、必要な際に用いる補給飲料として考える
- **口腔内に溜め込むような飲み方をしない**
  ダラダラと飲み続けない
- **ミネラルが微量に含まれている麦茶と合わせて用いる**
  カフェイン摂取による利尿作用を避けるため、カフェインレスの飲料を選ぶ
- **水分補給以外の熱中症予防対策**
  十分な睡眠と朝食を必ずとる
- **30分ごとのスポーツドリンク摂取を体が必要とする方**
  酸蝕症のリスクがある場合は、摂取後に水で口を濯ぐなどの工夫をする
- **より一層の口腔ケアと、メインテナンス通院に努める**

【参考文献】

2）日本スポーツ振興センター：体育活動における熱中症予防 調査研究報告書. https://www.jpnsport.go.jp/anzen/anzen_school/bousi_kenkyu/tabid/1729/default.aspx（2021年10月13日最終アクセス）

スポーツドリンクの摂取は否定せず、できるだけ摂取を控える方法を提案しよう

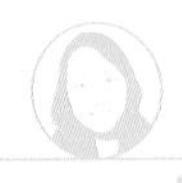

Shunatsu Yokoyama

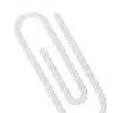

スポーツドリンクが口腔内に及ぼす影響を伝える

学校やジムで推奨されてスポーツドリンクを摂取している患者さんは、口腔内への影響を知らない場合が多いです。スポーツドリンクはpHが低く、歯を溶かすリスクがあることを説明しましょう。ステファンカーブを用いてわかりやすく伝え、患者さんが納得すれば、摂取を控えるようになります（**図2**）。スポーツドリンクは水よりも飲みやすいため、水分補給として飲ませる養育者も多いです。説明の際には、スポーツドリンクの摂取を否定するような言い方はやめましょう。

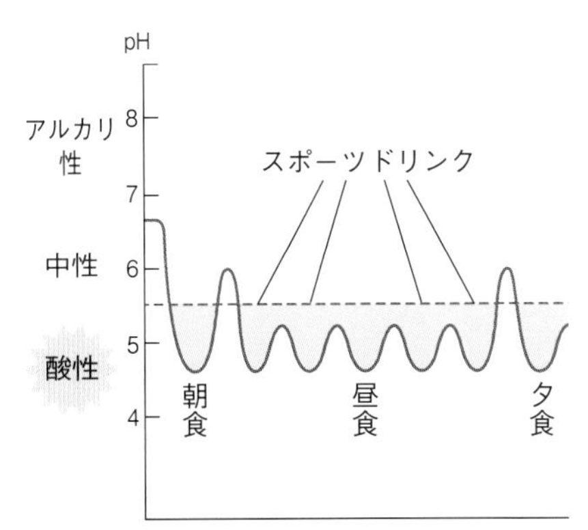

図❷　ステファンカーブを用いて伝えるとわかりやすい

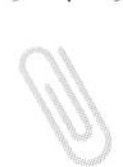

スポーツドリンクを控える具体的な提案

スポーツドリンクの摂取を控えてもらうには、具体的な提

案をするとよいでしょう。たとえば、真夏の暑い日などは、十分に水分補給をする必要があります。スポーツドリンクだけではなく水も持参して、交互に飲む習慣をつけてもらうとよいでしょう。また、スポーツドリンクの代わりに麦茶を飲んでもらうのもよいでしょう。

大きな水筒に大量のスポーツドリンクを入れ、時間をかけて飲むのは避けてもらいます。また、スポーツドリンクの摂取はよく汗をかく季節だけに留めることや、１日の摂取量を設定するなどの提案もよいでしょう。

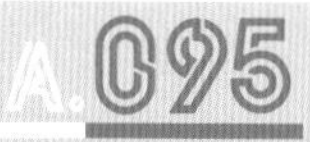

「絶対にダメ」ではなく、正しい情報を伝えたうえで、患者さんに判断してもらおう

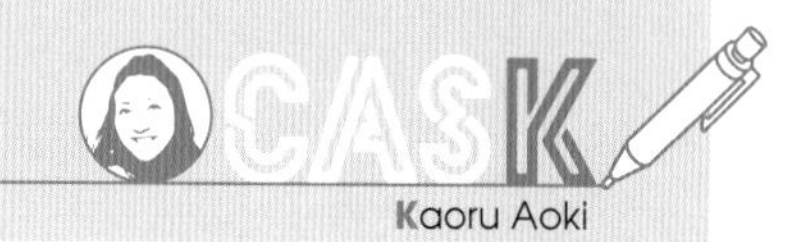

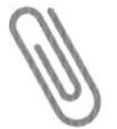

スポーツドリンク摂取の背景

学校やジムからスポーツドリンクが推奨されていることを、患者さんがどのように捉えているかがポイントです。たとえば、部活動の顧問にスポーツドリンクの持参を指示されている中高生は、「顧問の言うことは絶対」と考えるでしょう。また、ジムのトレーナーに、運動中のパフォーマンス維持のために推奨されているケースもあるかもしれません。それらの事情を理解したうえで、歯科保健指導に臨みましょう。

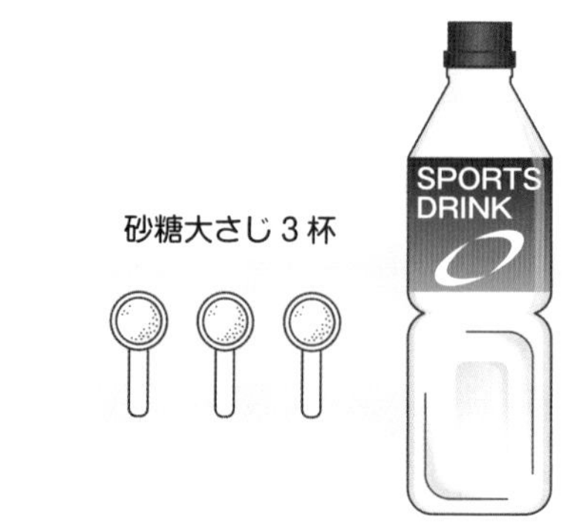

図❸　スポーツドリンクに含まれる具体的な砂糖の量を伝える

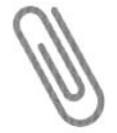

スポーツドリンクの情報を提供する

スポーツドリンクに多量の砂糖が使われていることを、患者さんが知らない場合も多いです。たとえば、「このくらいのペットボトルに砂糖大さじ３杯」など具体的に伝えると、驚く方もいます（**図３**）。また、飲料の酸性度にも注意が必要です。スポーツドリンクなどは酸性のものが多く、頻回に摂取すると酸蝕症を引き起こす可能性があります。

スポーツドリンク摂取を「絶対ダメ」と言うのではなく、なぜ飲まないほうがよいのかについて情報提供を行い、患者さんと話し合いましょう。事実を知って「それなら水にする」という方もいますし、やめない方もいます。スポーツドリンクを飲む場合は、運動時だけにして、普段は水の代わりに飲まないなどの提案をしてみましょう。

2 生活習慣

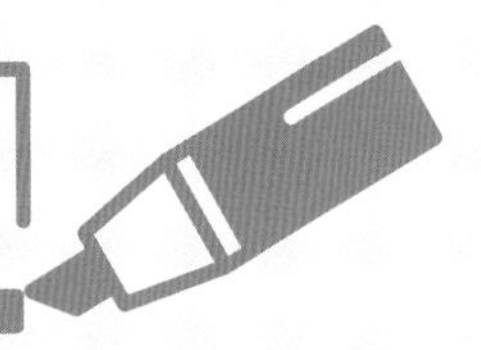

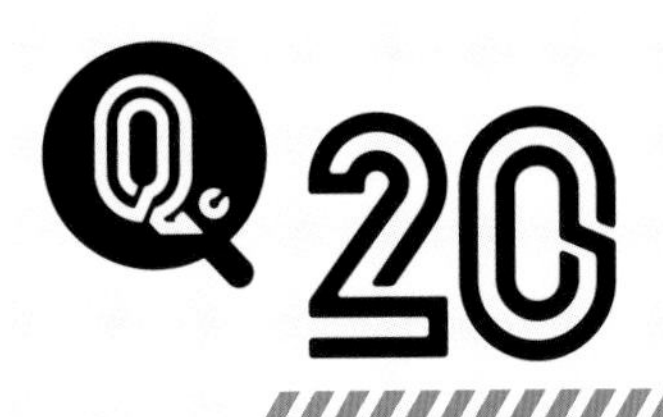

栄養指導や食事指導が苦手です。
何かコツはありますか。

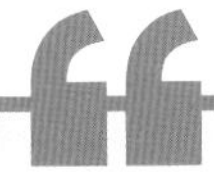

A.096

A.Q97
ヒアリングで「おやつ」の定義をすり合わせ、できるだけ情報を聴き出したうえで指導しよう

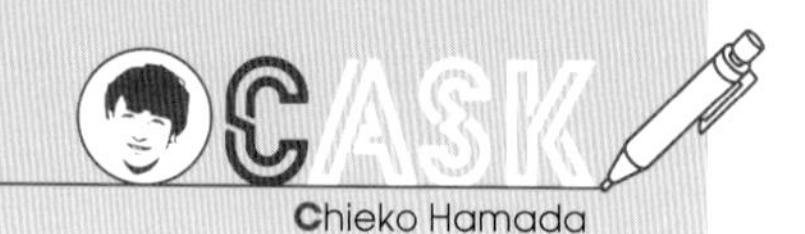

Chieko Hamada

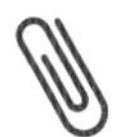

う蝕や歯周病予防のための食事や栄養指導

ここでは、う蝕や歯周病予防のための食事や栄養指導について、幼児期～学童期と成人期～老年期に分けて指導のコツを説明します。

1．幼児期～学童期

おやつの習慣が問題になる時期です。「おやつ」といっても、何を示しているかは人それぞれです。患者さんのなかには、飲みものや飴などを含まず、固形物だけを思い浮かべる方もいます。まずはヒアリングにより、おやつの定義を患者側と歯科衛生士側で一致させてください。

また、食生活をヒアリングする際、「おやつは時間を決めていますか？」と聞く方が多くいます。確かに、ステファンカーブで示されているように、おやつの摂取は量よりも回数が重要なポイントです。しかし、「決めています」と返答されると、そこで終了しがちです。正確に把握するためには、「食事以外で摂取している飲みものや食べものはありますか？」と尋ねると、より多くの情報を聴き出せます。

2．成人期～老年期

基本的な食生活習慣の聴き方は、前述と同様です。ただし、学生や高齢者の一人暮らしは、栄養のバランスが偏りがちですので、口腔内の変化とともに定期的に確認しましょう。指導するにあたり、正確な基礎知識を身につけましょう。

【参考文献】

1）花田信弘，萩原芳幸：臨床歯科栄養学―歯科に求められる栄養の基礎知識―．口腔保健協会，東京，2018.

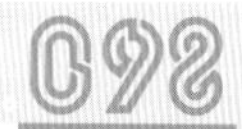

指導は口腔ケアにかかわる内容に絞り、そのうえで目的をあきらかにして説明しよう

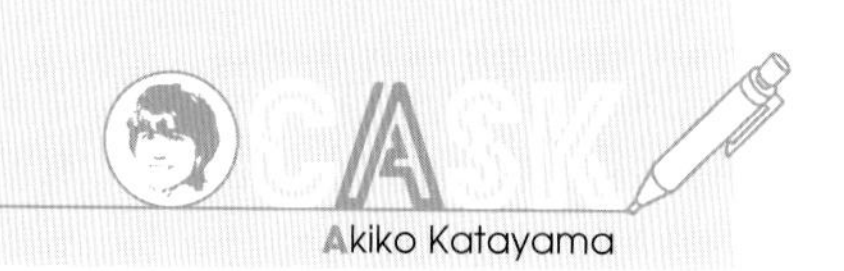

Akiko Katayama

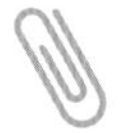

疑似体験で知識や経験不足を補う

苦手と感じるのは、知識や経験の乏しさからくる自信のなさが原因である場合が多いです。知識は努力すれば身につき

ますが､経験を積むにはそれなりに時間を要します｡そのため､たとえば院内の先輩方の臨床経験や勉強会の症例報告を貪欲にシェアし、擬似体験の機会を増やしてカバーしましょう。

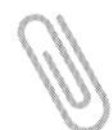

指導の目的を明確にする

歯科衛生士は健康に携わり、栄養に関する基本知識をもつ職種ですが、栄養士などとは専門性や知識、技術の深度が違います。そのため、私は口腔ケアにかかわる指導内容に焦点を絞るようにしています。また、歯科においても、たとえば訪問歯科診療と審美歯科診療とでは、指導する目的や内容が明白に違います。ですから、コツの１つは、指導の目的（ターゲット）を明確にすることです。

食事指導では、食生活記録表と医療面接で得た情報を元に分析しますが、“何に対する分析なのか”によって、同じ記録表でも見どころは違ってきます（**図１**）。分析の結果を患者さんに説明する際も、何に対する分析と指導内容なのかを示したうえで行うと、歯科衛生士は話しやすくなり、患者さんは理解しやすくなると思います。

2/26(土)	食べ物	飲み物	備考
AM 6時			寝起きネバつく。
AM 7時	水 1杯 紅茶 1杯（ホット）		
AM 8時	お菓子 1口 (ちょ)		
AM 9時	クロワッサン×2コ ホットコーヒー	1杯.	
PM12時	ポテチ	水1杯	
PM 4時			昼食後ネバつく→ハミ
PM 5時	アイス	水1杯	

口臭を予防する食生活の指導内容（一部）
- 規則正しい食生活のリズム：空腹時口臭予防
- １回あたり15～30回の咀嚼、繊維性に富む食材の摂取：胃腸の運動促進、食後口臭を誘発する食物残渣の減少
- 利尿作用を高める緑茶やコーヒーの過度な摂取を控える：口腔乾燥防止

図❶　筆者が使用している食生活記録表の一部。主訴は口臭予防であったため、口臭発生に関与する要因を調べる目的で記録表を用い、食事内容を検討した

子どもの栄養指導は間食を控え、正しい姿勢で食事のリズムを作ることが大切

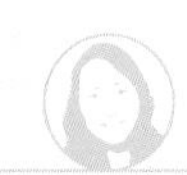
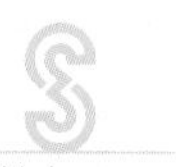
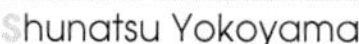

Shunatsu Yokoyama

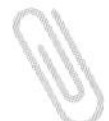

食事状況をヒアリング

ここでは子どもの栄養指導に絞って回答します。小学校低学年ごろまでは、本人だけではなく養育者も含めてお話しします。子どもが食べるものを用意するのは養育者です。まず、お菓子やジュースばかりを与えていないか、食事状況をヒアリングしましょう。そして、栄養指導を行うための資料を用意します（**図２**）。甘いものやお菓子などの指導には、A094 (P.83) で紹介したステファンカーブなどもお勧めです。

なりやすい
糖分が多く、食べる時間が長いもの
キャラメル、飴、グミ、など

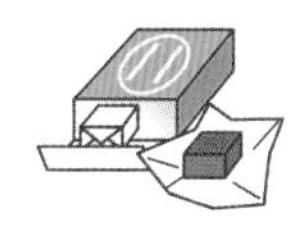
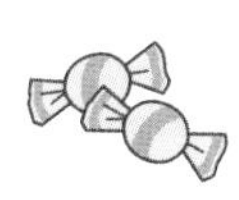
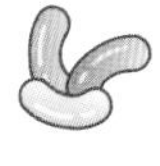

なりにくい
自然の糖分で食べかすが残りにくいもの
リンゴ、さつまいも、せんべい、など

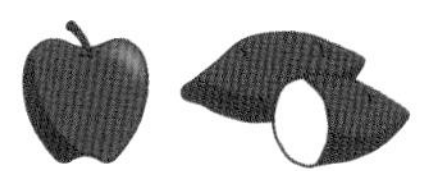
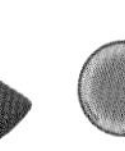
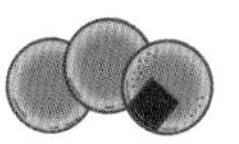

図❷　う蝕になりやすいお菓子とう蝕になりにくいお菓子の例

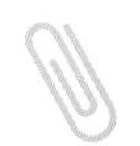

子どもの栄養指導に、養育者の理解は欠かせない

子どもには、栄養指導というより、食事の際の姿勢やよく噛んで食べることを意識してもらいます。子どもへの説明に

は、視覚的にわかりやすいツールがあるとよいです（**図３**）。

養育者には、噛む回数の多い食べものを与えるように指導しましょう。養育者から、子どもがご飯を食べずにお菓子ばかり食べると相談されることがよくあります。その場合は、食べてよいお菓子の量を決め、それ以上食べさせないようにします。お腹が空いたら食事を与え、食事のリズムを作ります。

子どもの栄養指導は、離乳食を与えるころから始まります。子どもが座ってしっかり食事を摂る習慣をつけるには、養育者への指導が大切です。

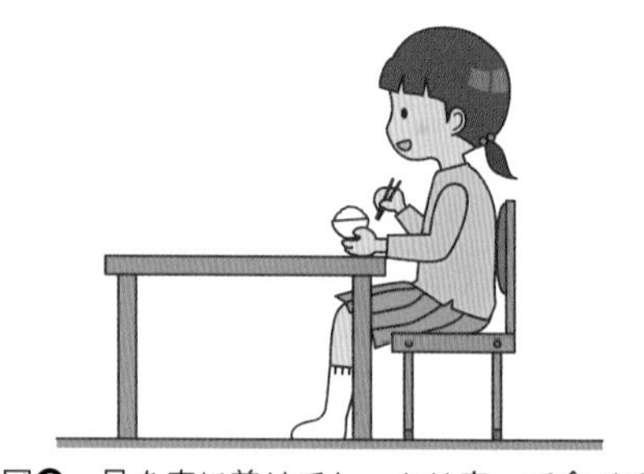

図❸　足を床に着けてしっかり座って食べる

A. 100

栄養・食事の改善がなぜ必要なのかを患者さんに説明できるように学び続け、人生をサポートしよう

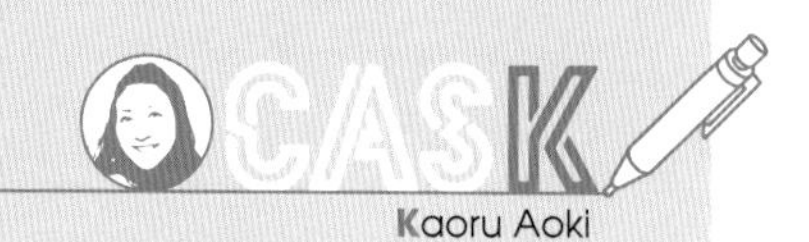

患者さんの“聴く耳”を育てる

栄養や食事について指導・提案をするときには、「なぜそれが必要なのか」を先に伝えるとよいでしょう。う蝕の多発や唾液の分泌・効能、歯肉の状態などを伝え、これらの口腔内状況を改善するにはセルフケアだけではなく、栄養や食生活が関係していることを説明しましょう。そうすると、患者さんの「聴く耳」が育ちます。

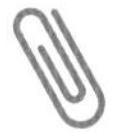

知識を増やす

栄養・食事指導をするための知識は、自己学習で得るしかありません。自分の“知識の引き出し”が空っぽでは、指導したり伝えたりすることはできません。手始めに、学生時代の教科書や歯科衛生士向け雑誌を参考にするのもよいでしょう（**図４**）。いまはベテランの歯科衛生士も、新人時代から歯科保健指導が上手であったわけではありません。勉強や経験を繰り返し、現在のように成長しています。学習への苦手意識があったとしても、それを乗り越えてトライしましょう。

人生100年時代といわれ、国民の健康寿命の延伸が望まれています。それには、生活習慣の改善や運動のほかに、栄養や食事が大きなポイントになります。患者さんがよりよい人生を送るために、私たち歯科衛生士はできるかぎりのサポートをしましょう。

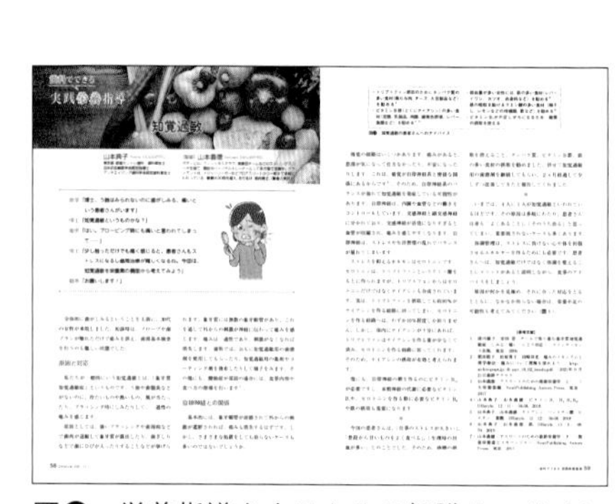

図❹　栄養指導をするための知識をつけるには、DHstyleで連載中の『歯科でできる 実践栄養指導』がお勧め（参考文献[2]より転載）

【参考文献】

2）山本典子，山本義徳：歯科でできる 実践栄養指導．DHstyle，15（11）：58-59，2021.

2 生活習慣

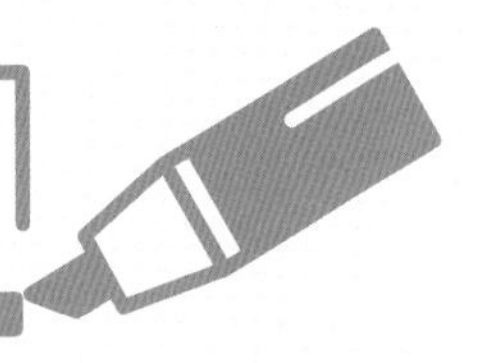

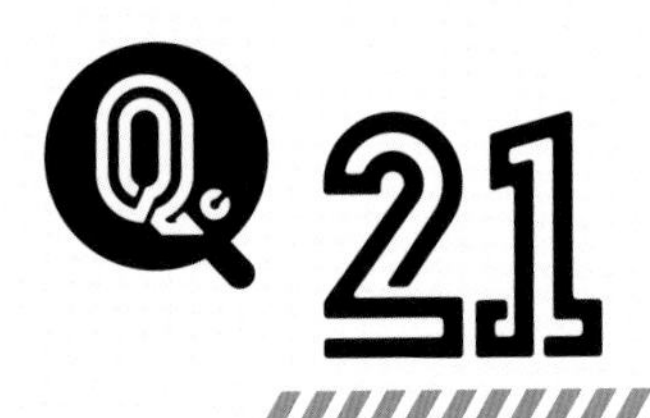

習癖のある患者さんに、
どのような指導をすればよいですか。

A. 101

A.102

習癖についてヒアリングし、それぞれに合った適切な対応法を勧めよう

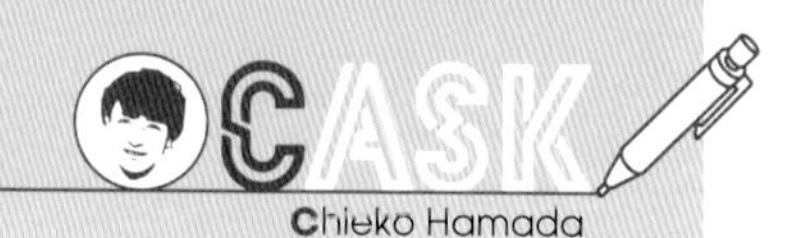

Chieko Hamada

習癖の確認と改善方法

習癖によって指導内容が異なります。ここでは、①口呼吸（口唇閉鎖不全症）、②頬杖、③食いしばりや歯ぎしり、④TCH（Tooth Contacting Habit：上下歯列接触癖）について、歯科衛生士が指導できることを解説します（**図1**）。

①口呼吸は「お口ポカン」とも呼ばれ、アレルギー性疾患や風邪に罹りやすくなるといわれています。歯科的な問題としては、口輪筋が弱くなって歯列不正を誘発するなどが挙げられます。また、つねに口が開いている状態なので、ぼーっとしているように見えてしまいます。改善のために、あいうべ体操や口輪筋ボタントレーニング、本格的なMFT（口腔筋機能療法）などを勧めます。

②頬杖は、本人だけではなく周囲の人々にも協力してもらい、気づいたときに指摘してもらうとよいです。

③食いしばりや歯ぎしりは、夜間の場合、自分では気をつけようがありません。就寝時に枕が高いと食いしばりや歯ぎしりをしやすくなるので、注意するように伝えます。

④TCHは、ライフスタイルを考慮しながら日常生活における改善の意識づけを伝えます[1)]。自宅や職場のデスク周辺に「歯を離す」と書いた紙を貼り、目に入ったら歯を離すようにしてもらいましょう。

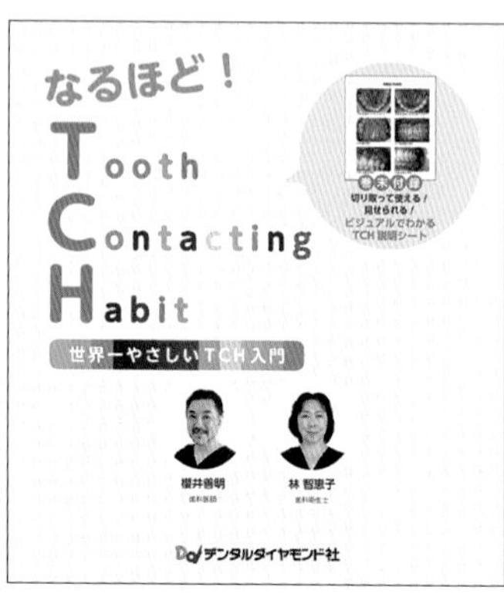

図❶ TCHを学ぶ際にお勧めしたい書籍[1)]

【参考文献】

1）櫻井善明，林智恵子：なるほど！ TCH 世界一やさしい TCH 入門．デンタルダイヤモンド社，東京，2018.

A.103

習癖の原因と結果を口腔内写真などを有効に活用して説明し、是正方法を提案しよう

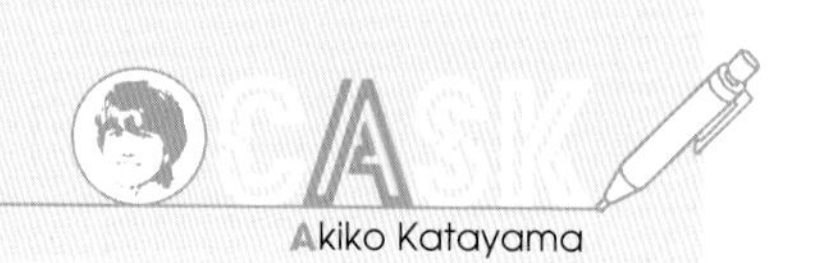

Akiko Katayama

習癖を改善するためには、①原因と結果の分析内容、②原因を回避する具体的な方法の２点を患者さんに解説する必要があります。これは、習癖に限らず、すべての指導に共通することです。

舌突出や爪噛み、頬杖などの習癖（原因）によって口腔内外に生じる外形の変化や影響（結果）は、見てわかりやすいものがほとんどです。そのため、患者さんに改善を促す際には、口腔内写真による視覚的な解説が効果的であると思います。口腔内写真から原因を想像でき、結果を理解しやすくなります。この過程を踏み、患者さんが自身の状況を理解できたタイミングで原因を回避する方法、つまり習癖の是正方法を提案します。

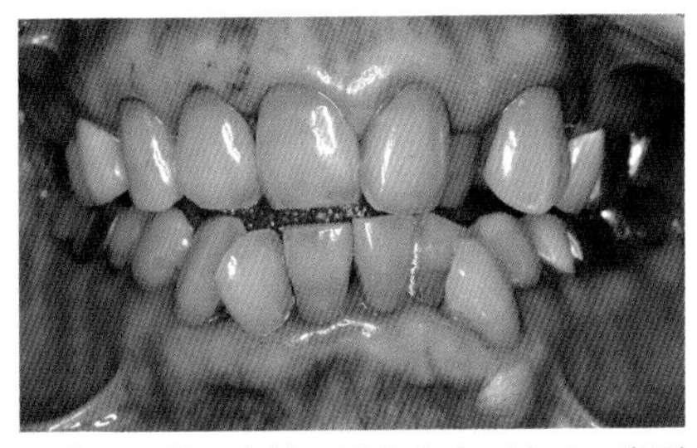

図❷　60代、女性。舌突出癖があり、歯列の狭窄や前歯部の開咬との関与も考えられるケース。舌突出（原因）と歯列不正（結果）が確認できる

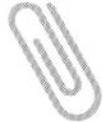

舌突出癖へのアプローチ例

習癖の種類によってアプローチが違いますので、ここでは舌突出癖について紹介します（**図2、3**）。

習癖がもたらす外形の変化や影響が顕著ではない初期の段階では、予測診断を述べることになります。この段階での行動変容は難しいため、重度の症例が参考資料としてあれば指導に有効です。患者教育に有効な歯科医院の資料を作成するにあたり、口腔内写真が必要です。日ごろから口腔内写真を撮影し、まとめておくとよいでしょう。

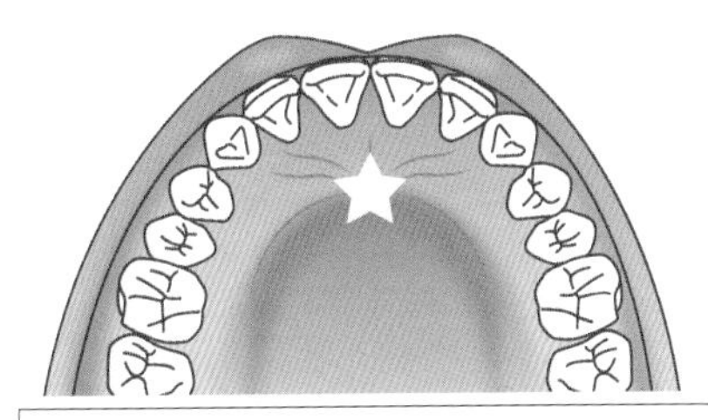

①理想的な舌の安静位を知ってもらう
②舌尖をスポット（切歯乳頭部後方）に付ける
③同時に、姿勢と呼吸についても助言

図❸　舌突出癖の改善には、まず舌位の確認が必要。正しいスポットポジションを伝える

104 養育者に指しゃぶりのデメリットを伝え、代わりになるものをみつけよう

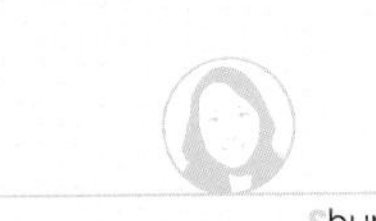

Shunatsu Yokoyama

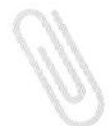

指しゃぶりが口の変形や歯列不正に繋がる

数ある習癖のうち、ここでは乳児期の指しゃぶりについて解説します。まず、おしゃぶりなどを用意し、指を吸わせないようにします。養育者には、指しゃぶりで口が変形したり、歯列不正に繋がることをしっかりと伝え、普段から指を吸わせないように注意してもらいます（**表1**）。

表❶　指しゃぶりのデメリットの一例

- 口が変形する
- 歯列不正に繋がる
- 上顎前突
- 口呼吸になりやすい
- 顔の発達にも影響する
- 指に水ぶくれができる

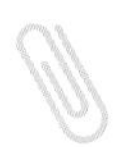

指しゃぶりの代わりになるものをみつける

指しゃぶりをやめさせるには、代わりになるものをみつけるとよいでしょう。たとえば、肌触りのよいタオルケットやぬいぐるみなど、普段から乳児が気に入っているものです。私の息子は髪の毛を触らせると落ち着くなど、意外なものが代わりになることもあります。泣きそうになったり、指しゃ

ぶりをしそうになったら、それら代わりのものを渡すようにします。しばらくすると、指しゃぶりではなく、代わりのもののほうをほしがるようになります。それら気に入ったものは、成長するにつれて自然と手放すようになります。

また、時には子どもに我慢させることも必要です。養育者としては、子どもに我慢させて泣きわめかれると近所迷惑になるなどの理由から、あまり泣かせたくないと思いますが、泣き疲れてぐっすり眠れば、指をしゃぶることもありません。

A.105 習癖は子どもにも大人にもみられるもの。習癖が及ぼす影響を患者さんに伝え、改善方法を提案しよう

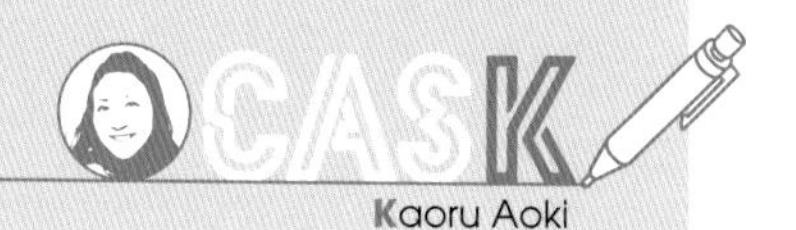

Kaoru Aoki

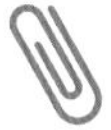

子どもの習癖

子どもの習癖で最初に思い浮かぶのは、「指しゃぶり」ではないでしょうか。指しゃぶりは、咬合異常を誘引する「悪習癖」と捉えられがちですが、「発達に必要な行動」とも考えられています。おっぱいを吸う吸啜反射としての不随意運動から母子の絆を育むことや不安解消など、幼児にとっては必要な行動でもあるのです[2)]。

指しゃぶりは成長するに従って自発的に減り、やめる子どもが多いです。4、5歳までにやめられれば、口腔の機能に問題はないとされています[3)]。

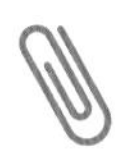

大人の習癖

大人になってからの習癖は、なかなか厄介です。爪噛みやTCH、口唇を閉じられないなど、口腔機能に関連する習癖は、多くの患者さんにみられます。

患者さん自身がそれらを「悪習癖」、「口腔内に問題を招く行為」と理解しているかが重要です。癖を直すのは容易ではなく、本人の理解と強い気持ちがなければ改善は難しいです。初めは患者さんにその習癖が現在、または将来にどのような悪影響を及ぼすのかを説明するのがよいでしょう（**表２**）。そして、その習癖によって具体的な改善方法を検討・提示するのがよいと考えます。

表❷　各習癖が及ぼす影響の一例

指しゃぶり	▪歯列不正 ▪口唇閉鎖不全
ブラキシズム	▪咀嚼筋の疲労性疼痛 ▪顎関節の疼痛 ▪機能障害 ▪口腔粘膜や舌の損傷

【参考文献】

2）小児科と小児歯科の保健検討委員会：指しゃぶりについての考え方. https://www.jschild.med-all.net/Contents/private/cx3child/2006/006503/018/0513-0515.pdf（2021年11月３日最終アクセス）

3）井上美津子, 田中英一, 藤岡万里：子どもの歯科臨床 UPDATE. 歯科医展望別冊, 医歯薬出版, 東京, 2018：16.

4）歯科予防処置論・歯科保健指導論 第２版. 医歯薬出版, 東京, 2020.

3 口腔機能

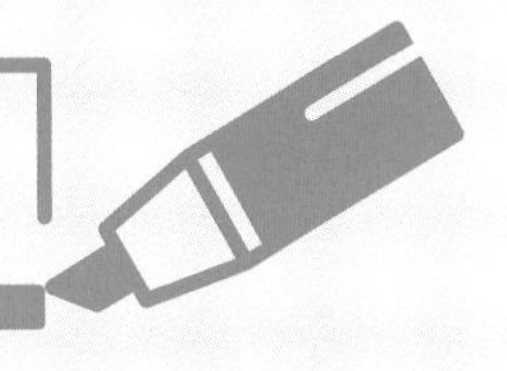

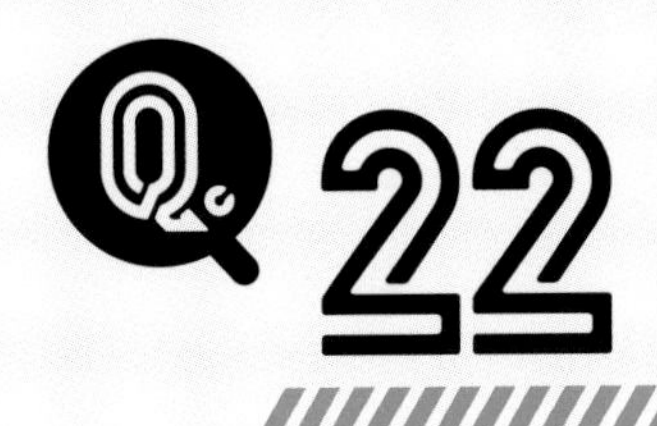

Q.22

口呼吸の患者さんを鼻呼吸へと
改善させるために、どのようなアプローチが
考えられますか。

A.106

A.107

口輪筋を鍛えるために、手軽なあいうべ体操など実践しやすいトレーニングから勧めよう

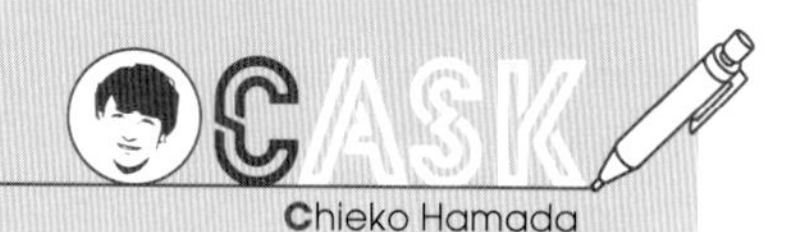

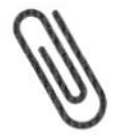

手軽なあいうべ体操がお勧め

コロナ禍でマスク生活が続き、口呼吸の方が増えています。口呼吸が習慣的になっている人は、口を閉じる筋肉（口輪筋）の力が低下していると考えられます。

まずは、難しいトレーニングやグッズを使用せずに、簡単に行えるものから提案します。内科医の今井一彰先生（みらいクリニック）が考案した「あいうべ体操」がお勧めです。あいうべ体操は次の４つの動作を繰り返しますが、声を出しても出さなくても構いません（**図１**）。

①「あー」と口を大きく開く
②「いー」と口を大きく横に広げる
③「うー」と口を強く前に突き出す
④「べー」と舌を突き出して下に伸ばす

①～④を１セットとし、１日に30セットを目安として毎日続ける体操です。

あいうべ体操と平行して、鼻から息を吸って深呼吸する習慣づけも提案しましょう。夜間の口呼吸は、自分では意識できませんので、鼻呼吸テープやかぶれにくいサージカルテープ（12㎜以上の太いもの）で口を閉じることを勧めます。

口呼吸の改善への意識やモチベーションが高い方には、口腔筋機能療法（MFT）を指導しましょう。

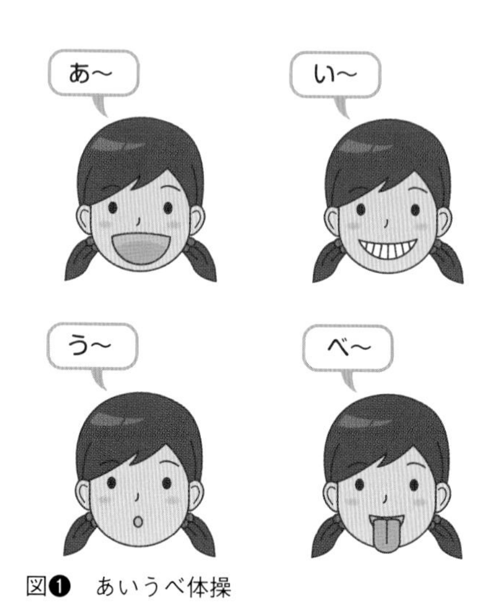

図❶　あいうべ体操

【参考文献】
1）今井彰一：あいうべ体操と口テープが病気を治す！　鼻呼吸なら薬はいらない．新潮社，東京，2014.

A.108

リップエクササイズを指導し、顔貌写真でトレーニング前後の比較評価をしよう

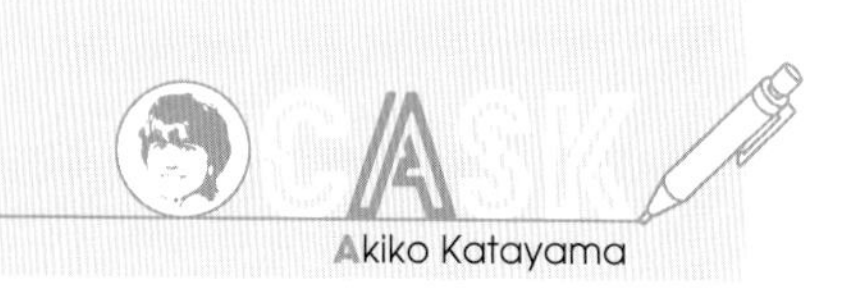

『MFT コース Q&A 口腔筋機能療法』[2)] によると、「口呼吸は耳鼻科やアレルギー科で検査してもらい、気道に問題がない場合には、とくにリップエクササイズに重点をおき、トレーニングを行う」とあります。リップエクササイズとは、

口腔周囲筋に力をつけることを目的とした7種類のトレーニングです。習慣性の口呼吸の場合は、トレーニングによって改善が期待できます。

また、口を閉じることを毎日記録するとされており、習慣是正には本人の意識が重要であることがわかります。なお、口呼吸の方は、舌が不適切な位置にあることが多いため、A103（P.90）で紹介した舌位を基本としてもらいましょう。ちなみに、私自身は習慣的に「頬の筋肉の練習」（**図2**）や「イー・ウー運動」（**図3**）を行っています。いつでも手軽にできるため、お勧めです。

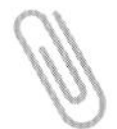

顔貌写真による比較評価を行う

臨床での課題は持続性です。患者さんは2～3週間トレーニングを続けてようやく改善の兆しを実感しますが、さらなる向上と鼻呼吸の維持には、継続が必要です。何らかの評価を行えると、モチベーションアップに繋がるでしょう。これらの口腔周囲筋を連動して鍛えるトレーニングでは、見た目の若返り効果が得られます。そのため、顔貌写真によるトレーニング前後の比較評価が役立つと思います。

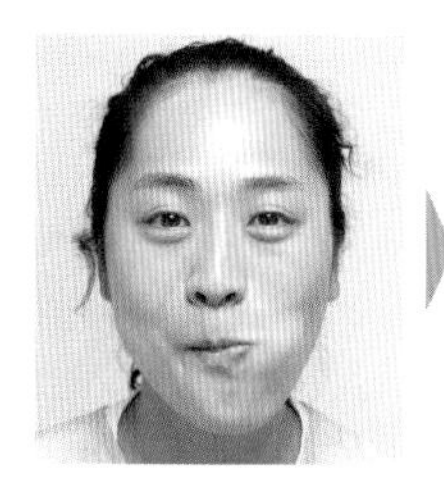
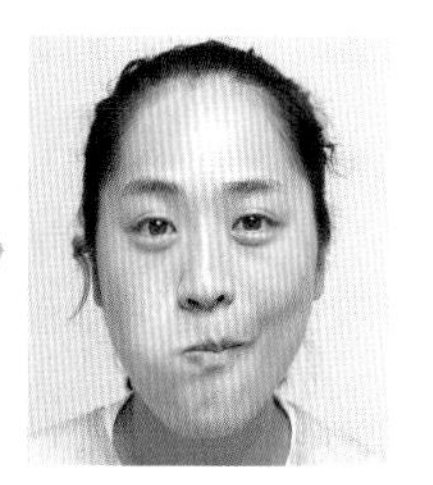

図❷　頬を左右にゆっくりと十分に膨らませる。実際は水を含んで行うが、エアーで行うと手軽

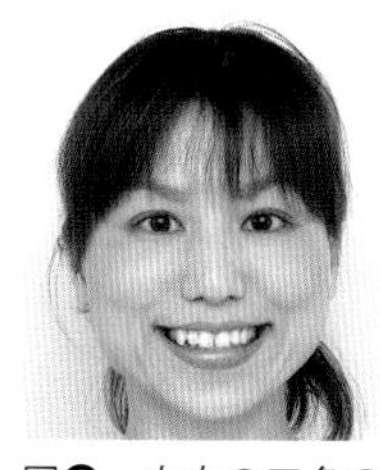
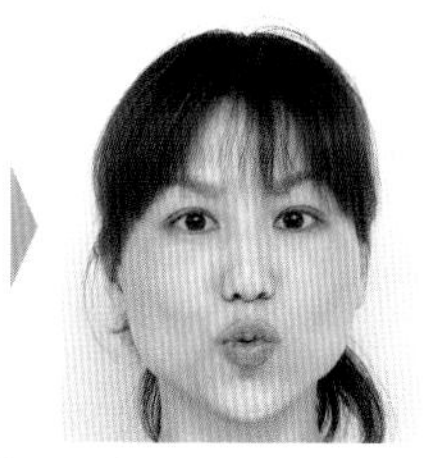

図❸　左右の口角の位置や高さが均等になるように、唇をできるだけ横に広げて「イー」、口をできるだけすぼめて「ウー」を繰り返す

【参考文献】

2）Mr.&Mrs. Zickefoose（著），大野粛英，山口秀晴（監）：MFT コース Q&A 口腔筋機能療法．ミツバオーソサプライ，東京，2004．

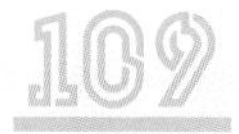

109 すぐに始められるトレーニングや体操で口唇閉鎖力を養い、普段から口を閉じる意識をもとう

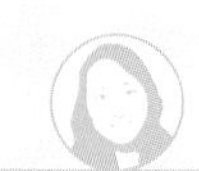
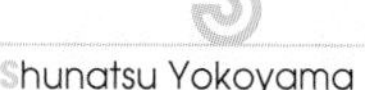

Shunatsu Yokoyama

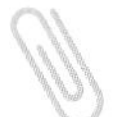

ボタンを使ったトレーニングやあいうべ体操

MFT（口腔筋機能療法）に取り組んでいない歯科医院では、口呼吸への対応が難しいこともあるでしょう。簡単に始められるものとして、ボタンを咥えて引っ張るトレーニング（**図4**）や、あいうべ体操を紹介し、お風呂などで実践してもらうのも効果的です。

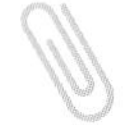

普段から口を閉じる意識をもつ

普段から口を閉じる意識をもつことが大切です。口を開けていたら、そのつど家族の方に声をかけてもらうようにお願いしましょう。テレビを観ているときに口を開けてしまうようなら、テレビ画面やリモコンに「口を閉じる」と書いた付箋を貼っておくと、気づいて口を閉じる習慣が身につきます。

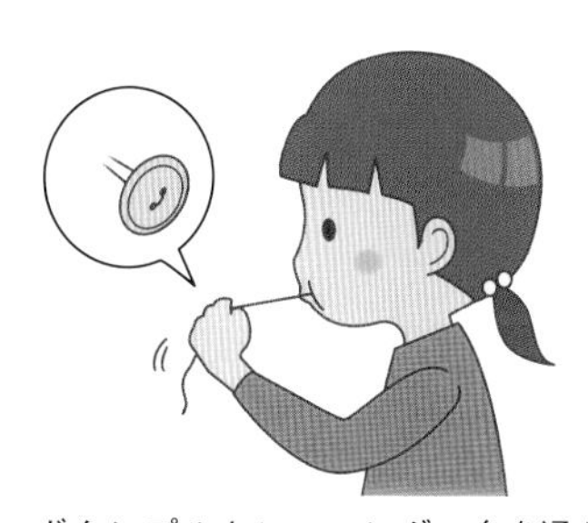

図❹　ボタンプルトレーニング。糸を通したボタンを口に入れ、口を閉じたまま糸を引っ張る。唇からボタンが外れないようにする

また、口を閉じているには、口唇の力も重要です。その力の確認のために、ブクブクうがいをしてもらいましょう。できない場合は、何度も繰り返して練習してもらいます。そして、必ず経過を観察しましょう。指導したままで終わっては、意味がありません。

どうしても口を閉じられない場合は、先天的な問題などで鼻呼吸ができない可能性もありますので、耳鼻科の受診を勧めることも必要です。

A. 110

口呼吸の原因をあきらかにし、改善への動機づけと指導を行おう

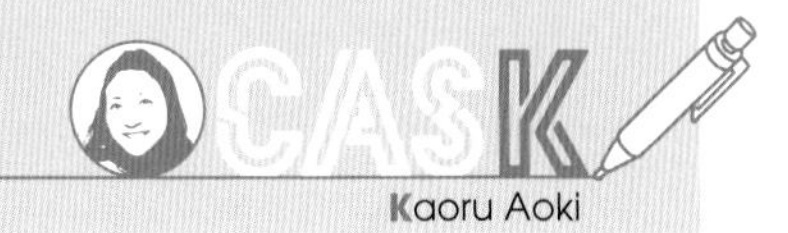

Kaoru Aoki

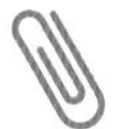

口呼吸の原因

口呼吸や口唇閉鎖不全にはさまざまな原因が考えられます。アデノイドや口蓋扁桃肥大といった鼻咽腔の形態の問題による通気障害や、アレルギー性の鼻炎などで鼻呼吸がうまくできず、口呼吸をせざるを得ない場合があります。また、過去の口呼吸が習慣化していることもあります。まずは、口呼吸の原因をあきらかにしましょう。

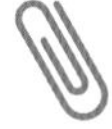

鼻呼吸へ導く動機づけを行う

鼻呼吸ができるかどうかをチェックし、鼻咽腔に疾患がある場合は耳鼻咽喉科を受診してもらいます。

習慣的に口呼吸をしている場合は、「鼻で呼吸をする」ことを伝えてみましょう。「呼吸は口でするもの」、「口呼吸が当たり前」、「自分は鼻で呼吸をしているつもり」という患者さんは意外と多いです。意識的に唇を閉じ、鼻から息を吸うことを体感してもらいましょう。そして、口呼吸のデメリットなどをよく説明し、口呼吸の改善への動機づけを図ります。

具体的な改善指導としては、食事中は口唇を閉じて咀嚼する、お風呂では鼻の下までお湯に浸かってみる、就寝時には口唇閉鎖を促すテープ（小児患者には保護者の十分な監督が必要）を貼るなどを試してもらうとよいでしょう。MFT に関する書籍などで知識を身につけましょう[3]。

【参考文献】

3）山口秀晴，他：MFT 入門 初歩から学ぶ口腔筋機能療法．わかば出版，東京，2007.

3 口腔機能

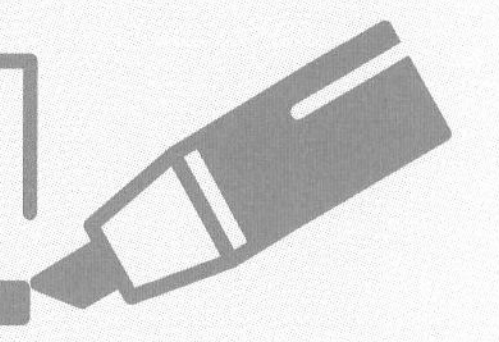

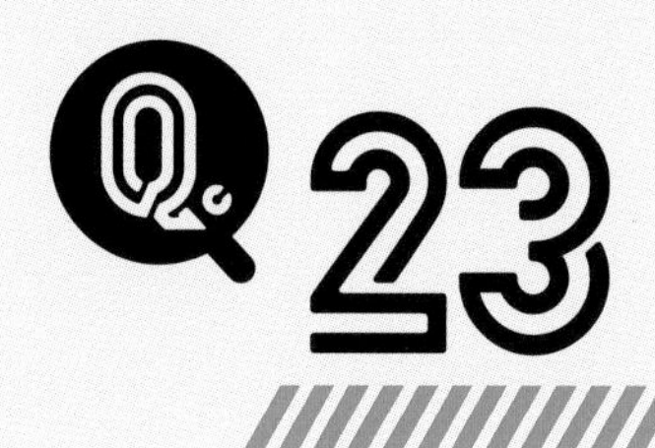

口腔機能が低下している患者さんに、
どのようなトレーニングを勧めるべきですか。

A.111

A. 112

「オーラルフレイル問診票」で状況を確認し、個々に合わせたトレーニングを勧めよう

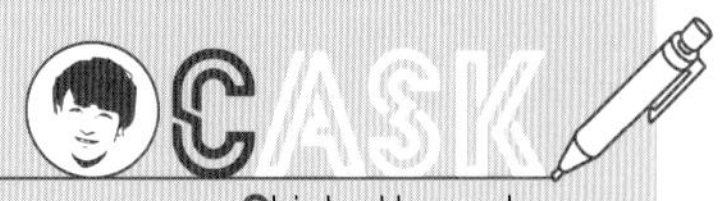
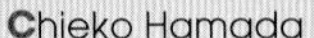

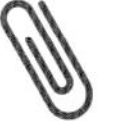

「オーラルフレイル問診票」で状況を確認する

継続来院の患者さんを担当して診ていると、「最近よくむせるようになった」、「歯周組織検査での開口時に唾液が溜まらない」、「舌苔や食渣が増えた」、「ブクブクうがいで水をこぼす」、「滑舌が悪くなった」などの変化に気づくことはありませんか？　その際は、「オーラルフレイル問診票」で状況を確認します（**表1**）。番号1～7のうち、1つでも当てはまれば検査を強く勧めましょう。番号8～10の場合でも、機能が低下しつつあることが予測されます。

表❶　オーラルフレイル問診票。当てはまるものにチェックを入れてもらう

番号	項目	チェック
1	食べる量や種類を控えることがあった	□
2	食事時間が長くなった	□
3	歯や入れ歯の調子が悪くないのに噛むのが困難になった	□
4	思いどおりにしゃべることが困難だ	□
5	最近体重が減った	□
6	缶やペットボトルの蓋が開けにくい	□
7	歩くのが遅くなった	□
8	水やお茶を飲むときにむせやすくなった	□
9	口が乾燥するようになった	□
10	食事中、食べものをこぼしやすくなった	□

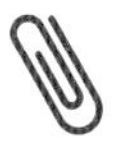

具体的な指導例

臨床でよく行う具体的な指導例を挙げます。

- **滑舌の低下**：早口言葉などで、舌や頬、口唇などの筋肉を鍛え、口の動きをよくします。
- **舌圧の低下**：ペコぱんだ（JMS）を使った舌トレーニングを勧めます。購入費用はかかりますが、簡単に行えます。
- **咀嚼機能の低下**：噛める硬さのものは、よく咀嚼するように伝えます。また、ガムでも咀嚼に必要な筋肉を鍛えられますので、キシリトールガムを勧めます。

包括的な運動としては、あいうべ体操を指導します。子どもの体操というイメージがありますが、口腔機能が低下している高齢の患者さんにも効果的です。

A. 113

口腔機能の改善にはMFTが有効。指導する前に、まずは自ら実践してみよう

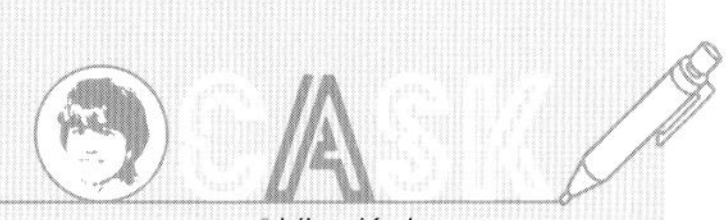

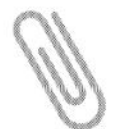

MFT（口腔筋機能療法）で改善を促す

摂食や嚥下、咀嚼、発音などの口腔機能全般が低下していると考えられる患者さんには、A103（P.90）で解説した舌

位を意識させ、口腔周囲筋を鍛えて連動させるトレーニングを伝えることがあります。A108（P.94）で解説したトレーニングも含め、すべてはMFTの一環です。

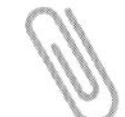

指導者自らがトレーニングを実践する

まずは、指導者である私たち歯科衛生士がこれらのトレーニングの一連を実践することが大切です。私は、患者として口腔筋機能療法士のもとへ通い、1年ほど毎月トレーニングと評価を受けました。たとえば、A108（P.95）で紹介した「イー・ウー運動」1つとっても、脱力するタイミングや顔を向ける方向、唇から見える歯の範囲などの細かな指導を受けました。また、「スナックプラクティス」という運動では、食べものを実際に口に入れ、正しい噛み方や飲み込み方をトレーニングし、咀嚼時の顎の位置や首から背中にかけた身体ポジションの指示を受けました。さらに、舌もただ筋力を鍛えるのではなく、柔軟性とのバランスが重要であることを学びました。これらの経験から、やはり自らも実践することが重要であることを痛感しました。MFTを学び、患者指導を実行するにあたっては、**図1**の書籍が参考になります。

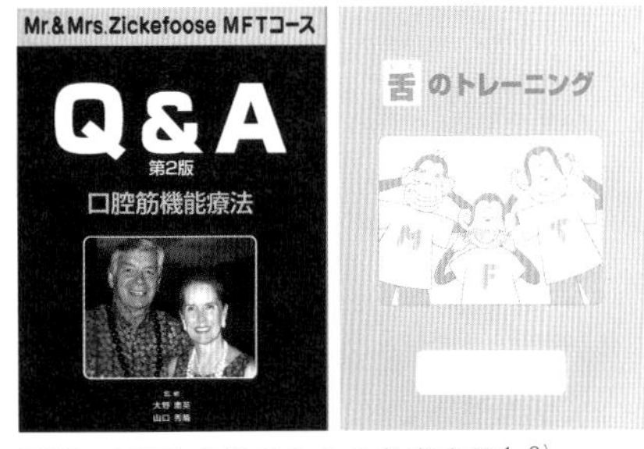

図❶　MFTを学ぶための参考書籍[1,2]

【参考文献】

1）Mr.&Mrs. Zickefoose（著），大野粛英，山口秀晴（監）：MFTコース Q&A 口腔筋機能療法．ミツバオーソサプライ，東京，2004.
2）大野粛英，他：舌のトレーニング．わかば出版，東京，1998.

114

オーラルフレイルのリスクを患者さんと共有し、個々の状態に合った食事指導やトレーニングを勧めよう

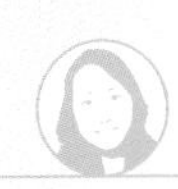

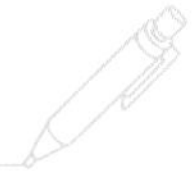

Shunatsu Yokoyama

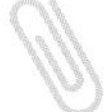

オーラルフレイルが引き起こすリスク

オーラルフレイルになるとどのようなリスクがあるのか、しっかり説明しましょう（**図2**）。その予防として、普段からしっかり噛んで食事をとることや、あいうべ体操などのトレーニングを紹介します。そして、一度オーラルフレイルになると、回復が難しいとされていることも伝えましょう。

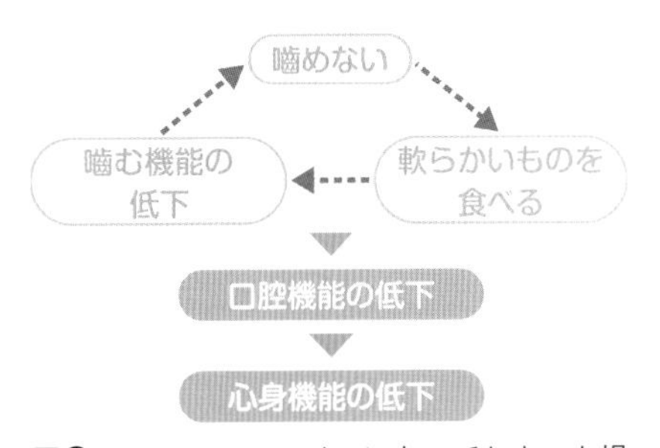

図❷　オーラルフレイルになってしまった場合のリスク

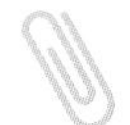

個々の状態に合わせたアプローチ

すでに口腔機能が低下してしまった患者さんには、普段食べているものをヒアリングし、よく噛んで食べるものを勧めます。たとえば、鶏の胸肉やステーキです。しかし、「よく噛めないから歯科医院に来ているのに、そんなものを勧めるのは失礼だ」と思う方もいます。よって、患者さんとコミュ

ニケーションをとり、どのような食べものなら実践できるか、その範囲を把握したうえで食事指導をします。また、普段から簡単にできるトレーニングとして、口の中で舌をぐるぐると回すことなどを勧め、習慣づけるのもよいでしょう。

オーラルフレイルの患者さんにこれらの指導を行ううえで、口腔機能を客観的に把握しておくとよいでしょう。口唇閉鎖力を測定できる「りっぷるくん」（松風：**図3**）など、さまざまな測定器がありますので活用し、そのうえで、個々の口腔機能に応じた指導をしましょう。

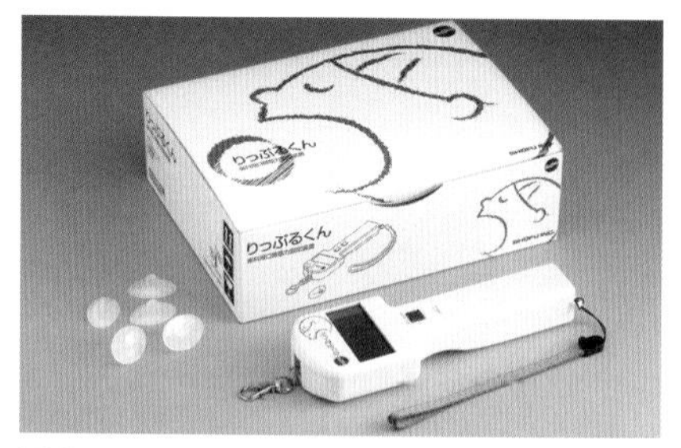

図❸　りっぷるくん（松風）。口唇閉鎖力を測定できる

A.115
患者さんと目的と目標を共有したうえで無理なく行えるトレーニングを勧め、その成果を確認して伝えよう

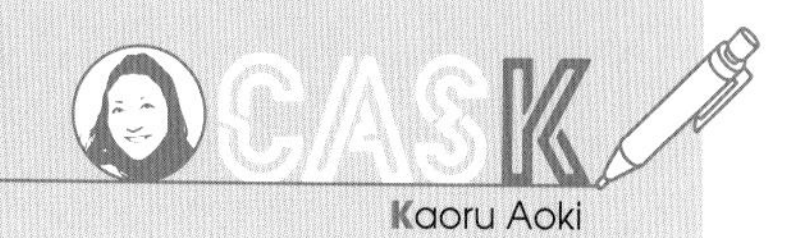

Kaoru Aoki

現状を評価し、トレーニングの目的と目標を患者さんと共有する

すべての患者さんにいえることですが、まずは口腔衛生状態を良好に保つことが大切です。歯ブラシを使って口腔内を清潔にする、頬を使ったうがいもトレーニングの１つです。トレーニングと聞くと、低下している口腔機能を取り戻すことを思い浮かべがちですが、患者さんの口腔機能によっては維持を目標とする場合もあります。そのため、検査を行って口腔機能の低下の程度を明確にし、患者さんとトレーニングの目的と目標を共有することから始めましょう（**図4**）。

トレーニングといっても、普段の生活を見直して工夫するだけの気楽に取り組めるものもあります。食事の際、１口を20～30回は噛むようにしたり、患者さんの咀嚼力に合った歯応えのある食品を食べることも、咬合や筋力を鍛えます。ゲーム感覚の早口言葉も楽しみながらできてよいでしょう。また、舌を鳴らしたり、舌で頬を内側から押す運動は道具を使わずに行えます。

患者さんが自宅で無理なくトレーニングを行えるように工夫して指導し、次の来院時には必ずその成果を確認して患者さんに伝えましょう。トレーニングを勧めるだけでは効果がわからず、患者さんの意欲を削いでしまいます。その後の経過観察や指導も含め、計画的に行いましょう。

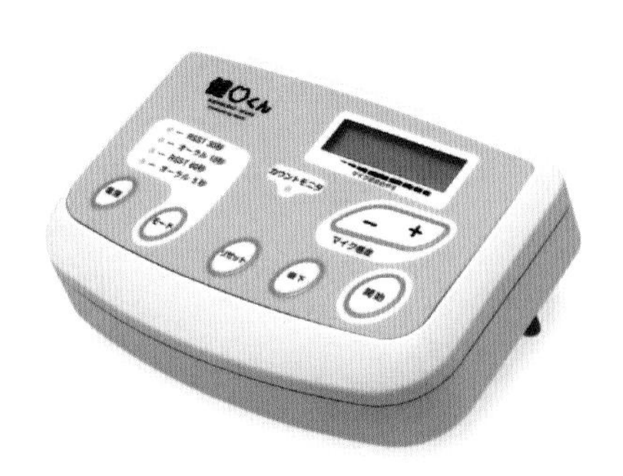

図❹　健口くん（日本歯科商社）。口腔機能の評価方法であるオーラルディアドコキネシス、反復唾液嚥下テスト（RSST）の測定ができる

4 コミュニケーション

Q.24

話好きな患者さんの会話を
うまく切り上げるには、どうしたらよいですか。

A.116

A. 117

相手の気持ちに配慮しながら、理由を伝えて話を切り上げよう

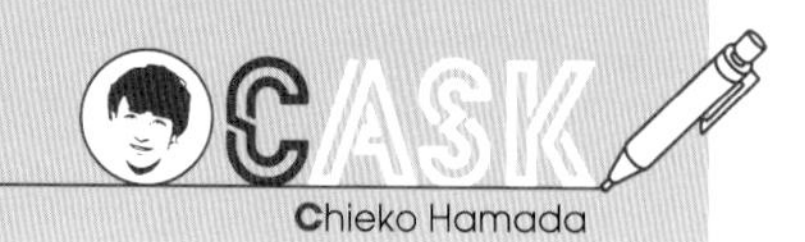

単純に話すのが好きな方もいますが、ひとり暮らしで普段話す相手がいない方や、治療が怖いなどの緊張から、通常よりも話をしてしまう方が多いように思います。理由がわかればわかるほど、話を中断できなくなりますね。ただそうはいっても、しっかり治療やメインテナンスに時間をかけたいので、中断せざるを得ないこともあります。

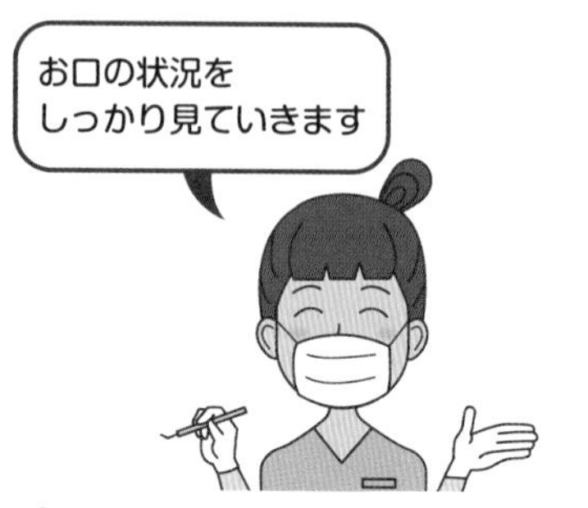

図❶ 患者さんを不安にさせないように、安心感を与える言葉も添えるとよい

話を中断する切り出し方

挨拶をした後、「本日○○さんのお時間を10時から45分間いただいておりますので、よろしくお願いします」と患者さんの予約時間を伝えます。そして、患者さんにも見える位置に時計を置きましょう。その後、医療面接を行いますが、主訴や状況に変化がないにもかかわらず話が長引いた場合は、「○○さんとのお話が楽しくてあっという間に時間が経ってしまいました。時間にかぎりがありますので、先に進めさせていただきますが、よろしいでしょうか？」と伝えて話を切り上げます（**図1**）。

すべての診療が終わり、最後に話が長くなってしまった場合は、「たいへん申し訳ございません。次の患者さんの時間になりますので、次回もお待ちしております」と伝えて、終了します。相手の気持ちにも配慮した対応を心がけましょう。

A. 118

あらかじめ予約時間や予定している処置内容を伝え、患者さんにも時間を意識してもらおう

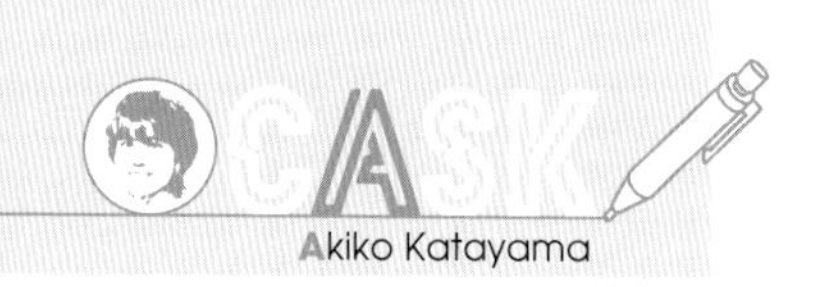

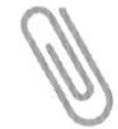

事前に話が長いことがわかっている場合

私が実際に行っている方法を紹介します。長く通っている患者さんは、事前に“話好き＝話が長い”ことがわかってい

ます。したがって、診療室への案内を終えて診療を開始するタイミングで本日の予約時間と予定している診療内容を伝え、時間の使い方を確認するようにしています。

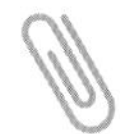

初診の患者さんの場合

初診の患者さんで、会話が始まってから「話が長くなりそうだな」と予想された場合は、残り時間と優先すべき実施内容を“相談”のニュアンスでうかがうようにしています。

たとえば、「お話の途中に恐れ入りますが、○○さんのために確保させていただきましたお席の残り時間は○分です。最もリスクの高い処置にお時間を使いたいのですが、口腔やその他で何かお困りごとがあれば、教えていただけますでしょうか」などです。その結果、ひどく恐縮されてしまったら、「こちらこそ、○○さんの大切な時間を割いていただいているのに、申し訳ありません」、「お話を聞かせていただき、ありがとうございました」と伝え、内容によっては「勉強になりました」などと話しています。

119

患者さんが満足する話の聴き方をし、話をうまく歯科の話に繋げよう

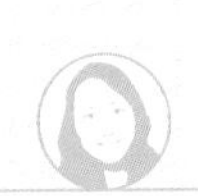

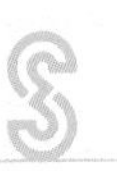

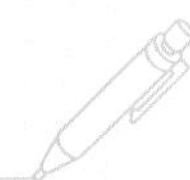

Shunatsu Yokoyama

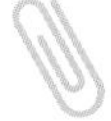

上手な話の切り上げ方

歯科衛生士は、多くの人と話す職業です。患者さんの生活習慣などを聴き出すためにも、コミュニケーションをとる必要がありますが、話ばかりで診療が進まない場合は、話を途中で切り上げなければなりません。

患者さんの話が１度切れたところで、話の要点をまとめて伝えましょう。患者さんがしっかり聴いてもらえたと満足したら、そこで切り上げられます。話題をうまく口腔内に繋げられれば、なおよいでしょう（**図２**）。

患者：食べ放題が好きなのよ
ＤＨ：そうなのですね。私もケーキの食べ放題が大好きなんです
患者：駅前のケーキ屋さんがとてもおいしいの。食べたことある？
ＤＨ：知りませんでした！　今度食べてみますね。ケーキお好きなんですか？
患者：大好きなのよ～
ＤＨ：おいしいですよね。でも、あまり食べ過ぎると体調が悪くなりますよ
患者：そうなのよね。いつもダイエットしなきゃって思っているわ
ＤＨ：歯磨きをすると、口の中がスッキリして食欲を抑えられますよ
患者：なるほど。それはいいわね

図❷　具体的な会話例

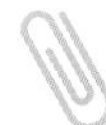

１度その場を離れるのも１つの手

図２のような場合は、間食しそうになったら歯磨きを勧めるほか、洗口液で口を濯ぐことも提案できます。そして、甘

いものの摂取が原因で出血が増えることを伝え、「口腔内をチェックさせてください」とお願いすればスムーズに進められます。話好きの患者さんが話し始めたら、歯科の話に繋げられないかを考えながら聴きましょう。

相手にもよりますが、「歯のお掃除が間に合わなくなります」などのように、患者さんにデメリットがあることを伝えるのもよいでしょう。どうしても切り上げられない場合は、何か理由をつけて1度その場を離れるなど、話を区切る方法もあります。

A.120

最初にすべての患者さんに終了時間を知らせ、終了後も会話が続く場合は遮らずに出口まで誘導しよう

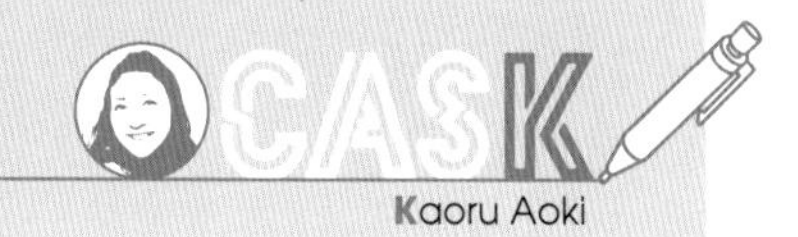

Kaoru Aoki

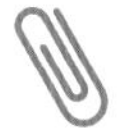

あらかじめ終了時間を伝える

私はあらかじめ、メインテナンス終了の時間を伝えます。「今日は○時までお時間をいただいています」という事前のアナウンスは、話好きな患者さんに対してだけではなく、すべての患者さんに伝えます。

メインテナンスを始める前から話が途切れない患者さんには、「△△さんとのお話は楽しいですが、そろそろ私に仕事をさせてくださいね」と伝えたこともあります。

会話を遮らず、出口まで誘導する

メインテナンスが終了しても、ユニットに座ったまま話が終わらない患者さんには、ニコニコと感じよく「えっ。そうなのですか、すごいですね」などと相槌を打って会話を続けつつ、エプロンを外してチェアーから降りることを促します。「どうぞ、こちらへ」と、あくまで丁寧な手の動きで誘導しましょう。そして、談笑しながら診療室の出口までお見送りします。私の経験では、これで大抵の患者さんとの会話を切り上げられます。

ただし、診療と関係のない世間話やただのおしゃべりと、本当に必要な話は区別してください。仕事や家族の話などは、今後のメインテナンスにかかわる重要なキーワードが隠されている場合もありますので、注意して話を聴きましょう。

4 コミュニケーション

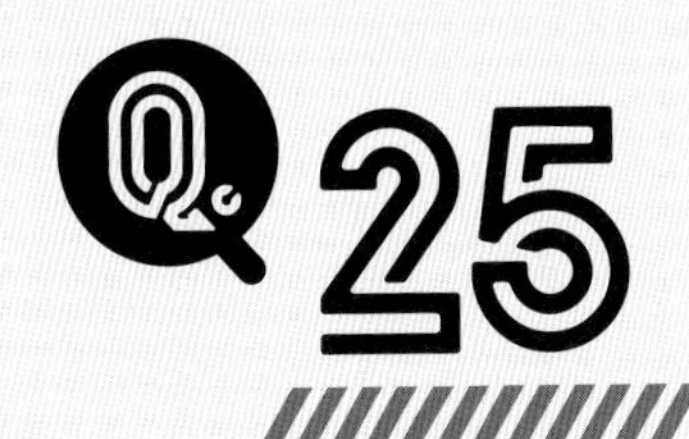

Q.25

指導や説明に対してリアクションが薄い
患者さんに、どのようにかかわればよいですか。

A.121

A. 122
“リアクションが薄い=話を聴いていない”ではない。患者さんをよく観察して、対応を検討しよう

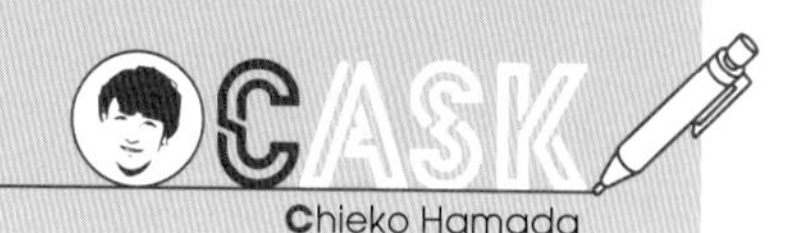

話を聴いていないと単純に捉えない

リアクションが薄い患者さんとは、話しかけても目を合わせてくれない、返事をしてくれない、無表情などが挙げられます。しかし、話を聴いていないわけではないことが多いのです。むしろリアクションが薄い代わりに、話はしっかり聴き、指導後に行動変容する方も少なくありません。私たち歯科衛生士の話をしっかり聴こうとしている場合もあるので、行動変容のチャンスかもしれないと考え、リアクションが薄いからといって話を途中で終わらせず、普段どおりのコミュニケーションをとりましょう（図1）。

逆に、「はいはい、わかりました」とすぐ返事をしたり、笑顔で大きく頷く方のなかには、「早く終わってほしい」と考え、話を聴いてない方もいますので、注意が必要です。

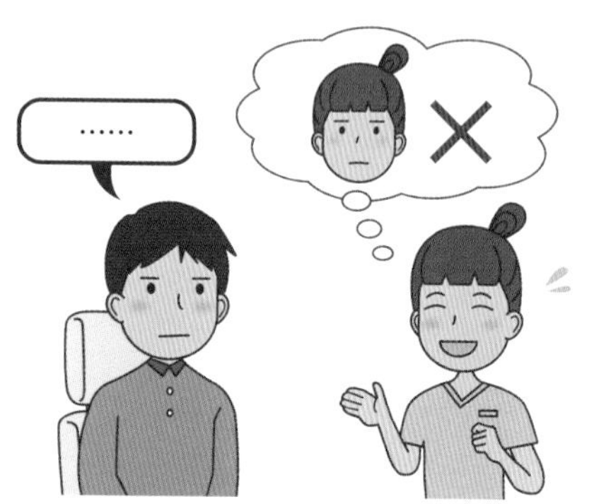

図❶　患者さんの反応が薄いからといって同じようになるのは NG。普段どおりの対応をする

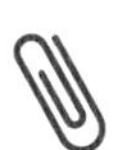

時間をかけて個性を理解する

リアクションの有無にかかわらず、普段どおりのコミュニケーションを意識しましょう。相手の反応がないと挫けそうになりますが、私たちの仕事は患者さんの健康を向上させることです。すぐに理解してもらえるような簡単なものではありません。その場ですぐに話を聴いていない、理解していない、関心がないと思わず、次回来院時の状況もみてアプローチを検討しましょう。

A. 123
指導への理解度や協力度はリアクションで判断せず、患者さんに直接尋ねて確認しよう

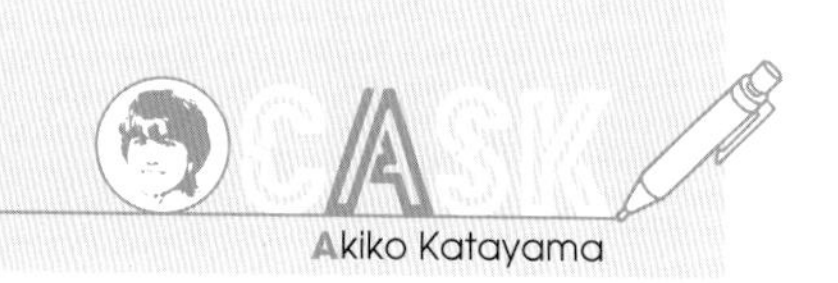

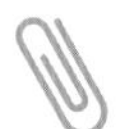

リアクションが薄くても問題はない

リアクションは人それぞれです。私は、患者さんのリアクションが薄いことを問題視していません。リアクションが薄

くてもコミュニケーションがとれ、双方向による意思の伝達と共有ができていればよいと考えます。

逆に、頷きや相槌・表情などのリアクションがよい患者さんが、実は話を聴いていないことは少なくありません。そのような場合は、指導の目的である行動変容に繋がらないため、次回の来院時にわかります。そちらのほうが要注意です。

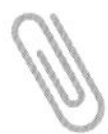

指導への理解度は患者さんに直接確認する

さて、この質問から推察する質問者の悩みは、おそらく「リアクションが薄い患者さんは、理解度や協力度が不明なため、かかわり方がわからず、難しい」ことだと思います。冒頭で述べたとおり、“リアクションが薄い＝コミュニケーション不成立”ではありません。また、指導や説明に対してどのように受け止めたかは、本人にしかわかりません。そのような場合には、医療面接の基本姿勢が役立ちます。途中で何度も「いかがですか？」、「いまの説明で、不明な点はありませんか？」と確認すればよいと思います。患者さんがどのように思っているかわからないなら、直接尋ねるしかありません。これは、私が20代後半に受けた諸先生方からの教えです。

【参考文献】

1）片山章子：個別対応のメインテナンスデザイン．デンタルダイヤモンド社，東京，2021.

124

患者さんにとって心地よい対応を探り、情報を少しずつ伝えてみよう

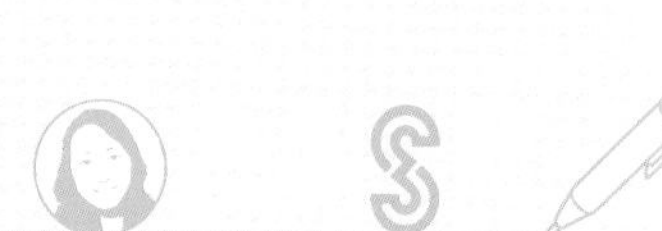

Shunatsu Yokoyama

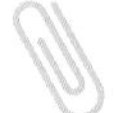

「リアクションが薄い」＝「何も伝わっていない」ではない

患者さんの反応が薄いと、「説明が伝わっていない」、「モチベーションが低いのだろうか」など、不安になるでしょう。しかし、リアクションが薄いからといって、話を聴いていないわけではありません。そのような患者さんは、意外と次回の来院時に歯磨きを頑張ってきてくれたりするものです。

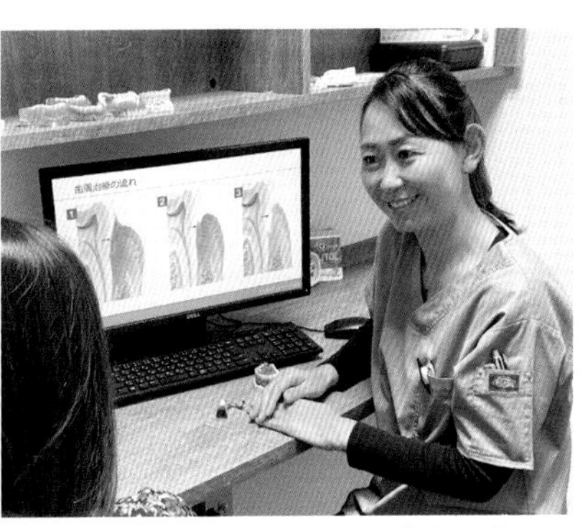

図❷　リアクションが薄くても笑顔で接し、患者さんに心地よいと思われる対応を考えて話す

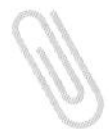

来院しているのは関心がある証拠

リアクションが薄い患者さんへの対応は、キャッチボールにたとえると、相手が投げてきたボールと同じようなボールを投げ返してみると、心地よく感じてもらいやすいものです（**図2**）。また、一度に多くの情報を伝えるのではなく、少し

ずつ説明することも大切です。

相手のリアクションが薄くて心配なときは、自分に置き換えて考えてみましょう。休日に美容室へ行ったとき、ゆっくり雑誌を読みたいのに、必要以上に話しかけられると嫌だなと感じることはありませんか。それと同じで、患者さんもリアクションが薄いからといってモチベーションが低いわけではありません。そもそも、口腔内や歯科に関心がなければ、歯科医院には来ません。

A.125 患者さんのリアクションで関心の有無を決めつけず、こまめに理解度を確かめよう

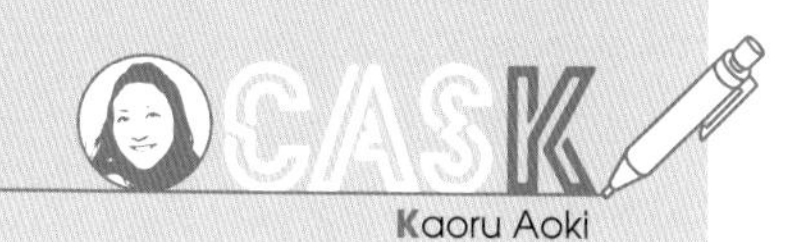

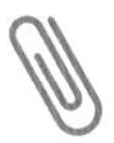

説明が伝わっているかどうかはこまめに確認

リアクションが薄いからといって、関心がないわけではありません。患者さんはきちんと説明を聴いていても、話しているほうからすると、伝わっているかどうかがわからない人は案外少なくありません。説明が伝わっているかどうか、話の途中で尋ねてみるのもよいと思います。「ここまでの説明で、わかりにくかった点はありませんか？」、「説明が足りないところはありませんか？」のように確認するとよいでしょう。「ない」と言われても、「お帰りになった後でも思い出したら、次回の来院時におっしゃってくださいね」と伝えればよいのです。

本当は関心がなくても適当に相槌を打ったり、返事がよいだけの人もいます。したがって、リアクションの大きさと関心度の高さとは、必ずしも一致しません。

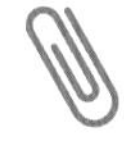

関心がない方へのアプローチ

興味がないからリアクションが薄い患者さんの場合には、アプローチの方法を変えるのも1つの手です。理解してもらおうと一生懸命になり、ついつい話が長くなるのは逆効果です。リーフレットや検査表、説明書にメモや印をつけて渡してみましょう。そして、次回来院時に「ご覧になりましたか」と確認してみるのもよいと思います。

4 コミュニケーション

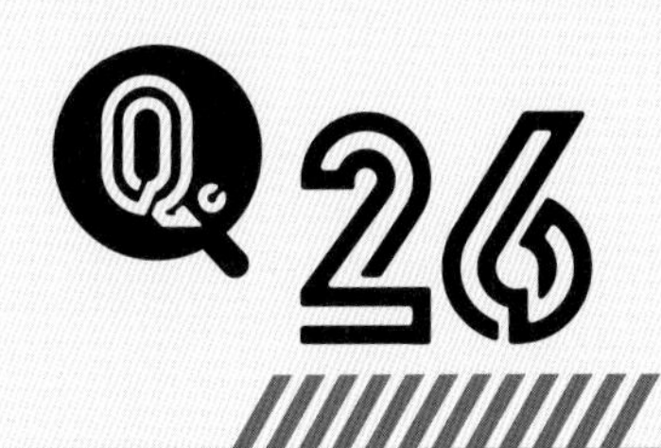

Q.26

口臭が強い患者さんがいます。
どのように伝えるのがよいですか。

A.126

A. 127

予想される原因とともに口臭があることを伝え、どうすればよいかの提案に繋げよう

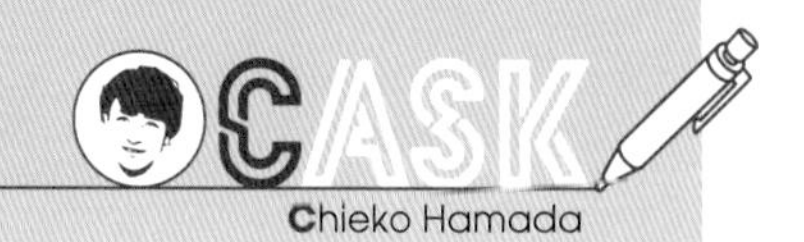

Chieko Hamada

口臭の種類と原因

口臭には、実際に口臭を有する真性口臭症と、客観的口臭が認められない仮性口臭症があります。

真性口臭症には、生理的口臭と病的口臭の２つがあります（表１）。生理的口臭は起床時や空腹時、月経時、加齢やストレス、緊張などで唾液分泌の低下により口腔内自浄作用が働きにくくなると強くなります。一方、病的口臭は口腔内に由来する口臭で、その原因には舌苔やプラーク、歯石、う蝕、歯周病、義歯の清掃不良、不良補綴物、唾液分泌の低下（唾液の減少による自浄作用の低下）などがあります。全身由来の原因には糖尿病や肝疾患、腎疾患、消化器疾患、耳鼻咽喉系疾患、呼吸器系疾患などが挙げられます。いずれも原因の除去とともに口臭は消失しますので、何由来の口臭かを確認することは重要です。

表❶　口臭の分類（参考文献[1]より引用改変）

生理的口臭	▪一般的な生理的口臭 加齢性口臭、起床時口臭、空腹時口臭、緊張時口臭、疲労時口臭など ▪ホルモンの変調等に起因する生理的口臭 妊娠時口臭、月経時口臭、思春期口臭、更年期口臭など ▪嗜好物・飲食物・薬物による生理的口臭 ニンニク、アルコール、薬物（活性型ビタミン剤）など
病的口臭	▪歯科口腔領域の疾患 歯周炎、特殊な歯肉炎、口腔粘膜の炎症、舌苔、悪性腫瘍など ▪耳鼻咽頭領域の疾患 副鼻腔炎、咽頭・喉頭の炎症、悪性腫瘍など ▪全身（内科）疾患 糖尿病（アセトン臭）、肝疾患（アミン臭）、腎疾患（アンモニア臭）など

口臭の伝え方を工夫する

本人が口臭に気づいていない場合、病的口臭で口腔由来の可能性があれば、「○○があることにより、口臭がする可能性が高い」といったニュアンスで話し、その原因を除去するためにどうしたらよいかの提案に繋げます。また、継続来院のルーティンとして口臭測定器を用意し、定期的に行うのもよいと思います[2]。

【参考文献】

1）日本口臭学会：日本口臭学会ガイドライン策定委員会の提示．日本口臭学会誌，2010.

2）全国歯科衛生士教育協議会：歯科予防処置論・歯科保健指導論 第２版．医歯薬出版，東京，2020.

A. 128

口臭を指摘する際は、発生の仕組みの説明と具体的な対応の提案をセットで行おう

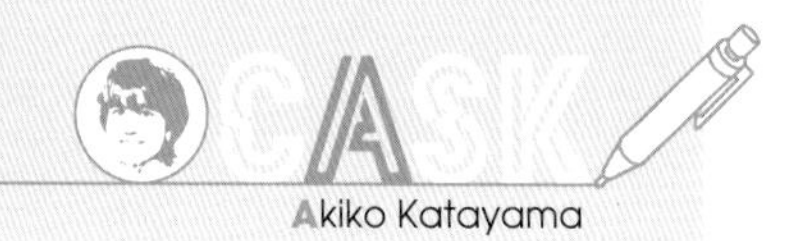

Akiko Katayama

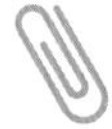

口臭を指摘するだけでは悪化させることも

口臭があることをただ伝えるだけで、対応せずに放置するような不用意な発言と無責任な行動は避けましょう。私は口

臭検査担当を長年務めましたが、過去に周囲から口臭を指摘された経験のある患者さんは、相手に自分の息がかかることを恐れて会話を控え、呼吸にさえも気を遣い、つねに緊張している方が多くいました。これらの行動は口臭を悪化させ、悪循環に陥る要因となるため、避けなければなりません。

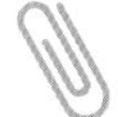

原因を説明し、具体的な対応を提案する

口臭が強いという事実を伝えるなら、それが発生する仕組みと対応（病的口臭なら原因除去治療の内容、生理的口臭なら発生の予防やコントロールの方法）を、必ず解説します。どちらの口臭でも、口腔内の細菌コントロールと口腔乾燥への対応が基本ですから、歯科医院でのプロケアと唾液分泌を促進する口腔周囲筋の運動や生活習慣の是正指導を行うとよいと思います。なお、どちらの口臭においても、臭いを放つのは揮発性硫黄化合物です。まず、それらを分解除去する成分が配合されている洗口液を紹介するとよいでしょう（**図1**）。

最後に。口臭の定義は、「本人あるいは第三者が不快と感じる呼気の総称」です。そこをよく理解し、安易に伝えることで口臭症の患者さんを作らないようにしたいですね（**表2**）。

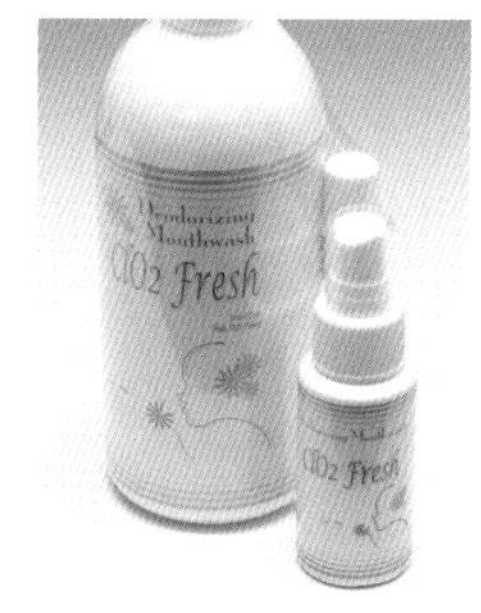

- 剤型：液体
- 清掃剤：無配合
- 特徴：悪臭物質VSCと飲食物など臭気物質の分解除去

図❶　ClO_2 Fresh（パインメディカル）

表❷　口臭・口臭症の定義

- **口臭**
  本人あるいは第三者が不快と感じる呼気の総称
- **口臭症**
  本人が口臭に対して不安を感じる症状

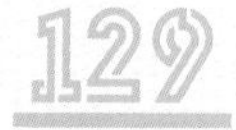

「伝えにくい」＝「伝えなくてよい」ではない。患者さんに口臭を自覚してもらい、改善に導こう

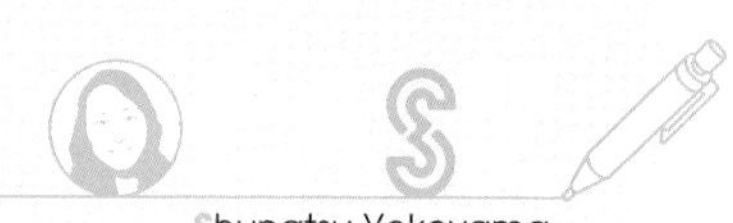

Shunatsu Yokoyama

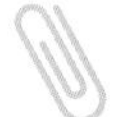

口臭を指摘するのは難しい

私は、患者さんに口臭があることをはっきり伝えます。言いにくいと感じる歯科衛生士が多く、言い方を間違えると患者さんを不快にさせる場合もあります。口臭検査を実施している歯科医院では客観的な評価として伝えやすいものの、まだまだ少ないのが現状です。

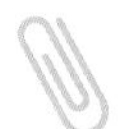

不快にさせない伝え方

どのような歯科医院でも簡単に口臭をチェックできる「口臭チェッカー」という機器があります。口臭がある患者さんに「口臭をチェックしてみませんか」と使用を勧めるのは、「口臭があります」と伝えるよりもハードルが低いでしょう。

次に、そのような機器がなく、直接伝えなければならない場合の方法を紹介します。まず、粘膜と舌、プラークの付着を確認します。口臭があれば、息を吐いてもらいます。その後ユニットを起こし、鏡で舌を見てもらい、舌苔の付着が多いことを確認してから、その汚れが口臭を引き起こしていると伝えましょう。軽く歯ブラシで擦り、プラークを取って見てもらうとわかりやすいです。口臭があると伝えられた患者さんは、舌ケアの説明に耳を傾け、次回まで頑張って舌磨きをしてくれます。そして、口臭が止まったら、そのことを必ず患者さんに伝えましょう。口臭は指摘しにくいかもしれませんが、それも歯科衛生士の業務の1つです。

A. 130

口臭の原因となる歯科的な問題を認めた場合はすみやかに改善へと導き、それ以外はあえて伝える必要はない

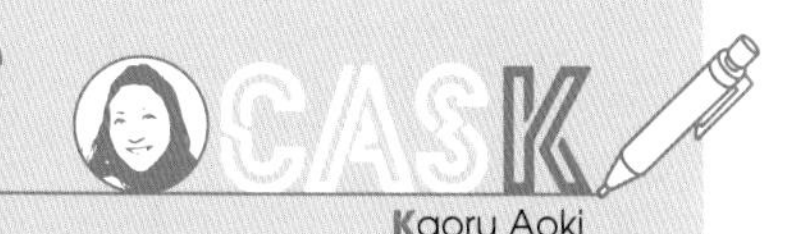

Kaoru Aoki

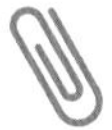

口臭のおもな原因

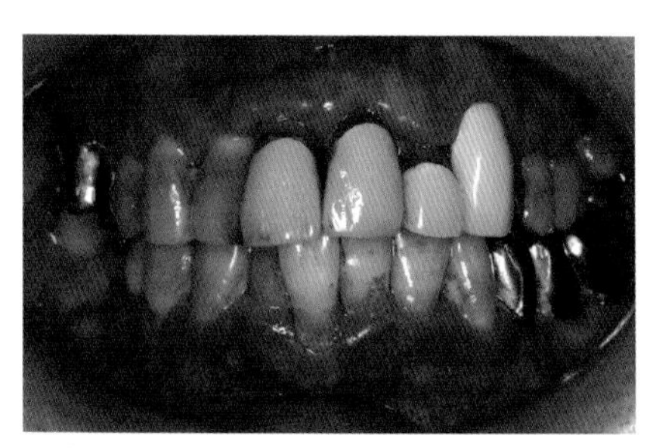

図❸ 50代、男性。口臭を主訴に来院

口臭はデリケートな問題ですから、多くの歯科衛生士はどう伝えるのか悩むのではないでしょうか。口臭は全身的な問題から起こることもありますが、ほとんどの場合、口腔内に原因があるとされています。

おもな原因は、未処置のう蝕や歯周病、舌苔、不適合修復物に停滞した食物残渣、不潔な義歯などが挙げられます（**図3**）。そのため、それらを患者さんの口腔内に認めた場合には、すみやかに歯科治療やケア方法を指導し、原因を改善できるように導きましょう。

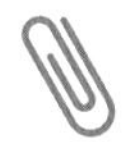

口腔内の清潔を保つと口臭が改善するというアプローチ

私は患者さん本人から「口臭が気になる」という訴えがある場合を除いて、わざわざ「口臭があります」と伝える必要はないと思います。患者さんのご家族からの指摘があり、それを本人に伝えてほしいと言われた場合には、舌苔や義歯の汚れを示し、「これらの汚れは口臭の原因にもなりますので、清潔にするとよいですよ」と伝えるのはどうでしょうか。

4 コミュニケーション

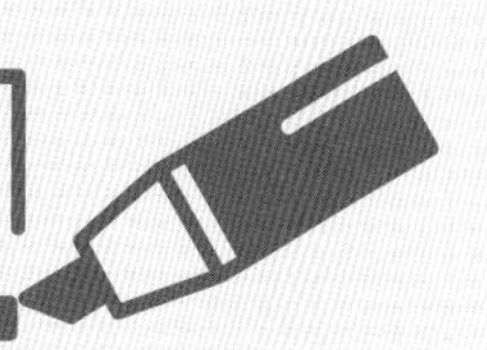

Q.27

患者さんに順序立てて説明するのが苦手です。
どうすればうまく説明できるようになりますか。

A.131

A.132

院内スタッフに協力を依頼し、練習してみましょう

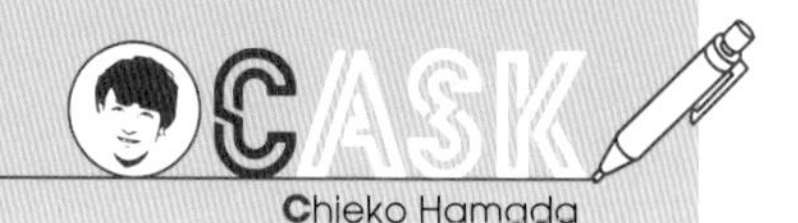

Chieko Hamada

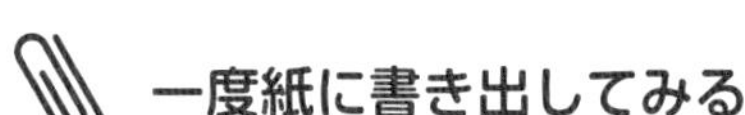

一度紙に書き出してみる

患者さんへの説明方法に正解・不正解はありませんが、患者さんの興味を引き、コミュニケーションに参加してもらいやすいように工夫して話すことは大事です。大切なことを説明しても、わかりにくい、あるいは誤って伝わる説明は、非常に残念です。そこで、説明が苦手な方はその内容を紙に書き出すことをお勧めします（図1）。ここでは、「患者さんへの検査結果説明」を題材に考えます。患者さんに伝える流れは、下記のとおりです。

①：患者さんからの情報（S［主訴］＋O［所見］）を共有（復唱）
②：①の情報から問題点のピックアップ
③：問題解決策のリストアップ
④：解決策の絞り込み（優先順位づけ）
⑤：患者さんの選択や同意

まず、紙に書き出すのは、①～④まででです。自分の担当患者さんを症例として話し言葉で書き出してください。できるかぎり短いのが理想ですが、まずは長くなってもOKです。それを院内スタッフ（歯科医師や歯科衛生士でもよいですが、言いたいことを汲み取ってしまうので、できればその他のスタッフ）に聴いてもらい、正しく伝わるかどうかを確認しましょう。このような練習が効果的だと思います。

①歯周組織検査でBOPが増えた
S：ブラッシング1回／1日（以前は2回／1日）。仕事が忙しくセルフケアを最近サボっている、甘いものが多くなったとの自覚あり
O：プラークコントロール不良、歯列不正、歯石はなし、唾液分泌量の低下
②原因はプラーク
③セルフケアを2回／1日に増やす、モチベーションアップを図る、間食を控える
④優先順位は、(1)セルフケアを2回／1日に増やす、(2)間食を控える、(3)モチベーションアップを図る

▼

①、②を説明し、同意を得る。「行えますか？」、できないようであれば「どのような理由で、行えませんか？」と尋ねて他の方法を探る

図❶　流れに沿って内容を書き出してみる

A.133

説明する内容を明確にし、結論から伝えることを意識しよう

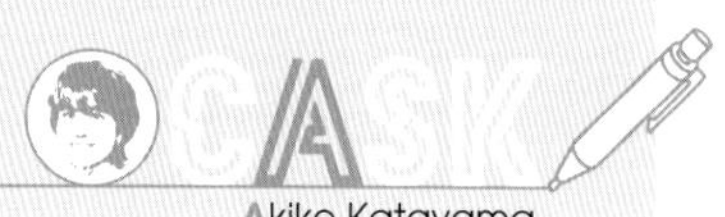

Akiko Katayama

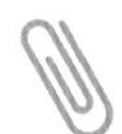

順序立てるとは？

順序立てるとは、簡単に理解や整理ができるように筋道を立てるという意味です。私たちは、口腔衛生指導や歯周治療

など、あらゆる場面で患者さんに説明する機会があります。そのため、つねに順序立てたわかりやすい説明を意識し、訓練することが大切です。

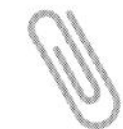

2つのポイントを押さえる

順序立てにはいくつかポイントがありますが、ここでは2つ紹介します。1つは、伝える内容を明確にすることです。至極当然ですが、これが曖昧なまま説明を始めると、話が前後して理解が難しくなります。

2つ目は、結論から述べること、もしくは口腔内に発生している実態を伝えることから始めます。結論（実態）に至るまでの過程から話すと説明が長くなり、要点がぼやけます。また、一文を長くしないのもコツです。だらだら話を続ける説明は、自分自身が迷子になります。

図2は口腔衛生指導の流れです。前述の2つのポイントを押さえつつ、この流れに沿って話すと、順序立てた説明になります。頭の中にこのような図をイメージできれば、説明に対する苦手意識が軽減するかもしれません。

アセスメント（情報収集・分析）
- 検査にて、前歯に1ヵ所、軽度の歯肉炎が生じています

▼

歯科衛生診断
- 原因は、歯の周囲に付着しているプラークであろうと考えられます

▼

歯科衛生指導
- 炎症を軽減するには、原因を取り除くことです。具体的な方法は、ブラッシングによる細菌の減少です

▼

セルフケア実施
- おそらく、2週間後には何らかの歯肉の反応がみられると思います。確認のため、そのころに予約をお取りください

▼

再評価

図❷　口腔衛生指導の流れ

134

何をどのように説明するかを整理し、そのために必要な資料を用意しよう

Shunatsu Yokoyama

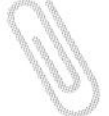

説明することが定まっていない

説明することが決まっていない、あるいは整理されていないから苦手なのです。書籍や雑誌を参考にしたり、先輩の説明を聴いたり、セミナーを受講したりして、何をどのように伝えると患者さんが理解しやすいのかを考えましょう。まずは、患者さんに伝えることを挙げ、それらを説明できる資料を用意しましょう。歯科医院で統一した資料を用意できると、さらによいですね。それに沿って説明しているうちに、次第に自分の言葉で説明できるようになります（**図3**）。

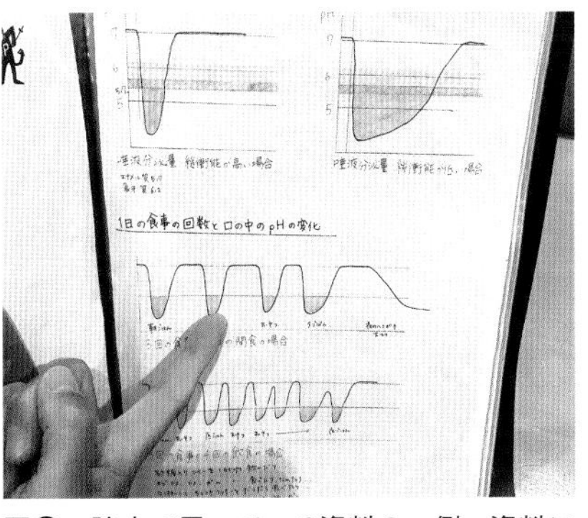

図❸　院内で用いている資料の一例。資料に沿って説明を続けるうちに、次第に自分の言葉で伝えられるようになる

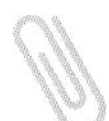

何度も繰り返し説明して自分のものにする

う蝕や歯周病リスク、メインテナンスの大切さ、補綴治療の種類など、伝えることがたくさんあり、何から説明すれば

よいのかわからなくなることもあるでしょう。もちろん、患者さんそれぞれに必要な情報を伝えるのが望ましいですが、初めは全員にある程度は定型の説明をして、経験を積むことも必要です。先輩の説明はとても参考になるので、ぜひ真似してみましょう。

説明に慣れてきたら、患者さんそれぞれに最も必要な情報は何かを考えます。それが、ハイジーンコントロールプランの始まりです。個々の状態や状況に合わせた説明をするために必要な知識や引き出しを増やしましょう。

A. 135
説明は「結論・理由・方法」の3つがポイント。相手の反応をみながら、できるだけシンプルに伝えよう

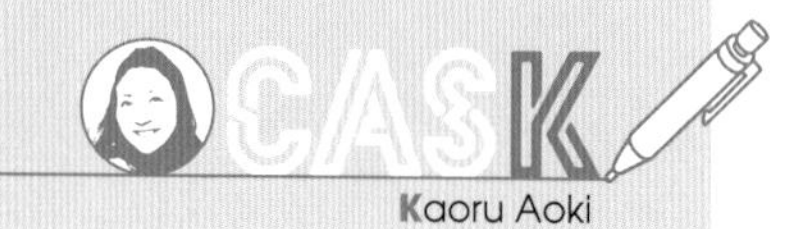

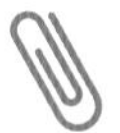

簡潔な説明を心がける

「結論・理由・方法」の３点セットで説明するとうまくいきます。場合によりますが、結論を先に伝えると相手は興味をもちやすく、その後にどのような話が続くのかを頭の中で整理しやすくなります。よって、結論を伝えた後に理由や根拠を説明し、最後に具体的な提案や指導で締めくくります。TBI を例に挙げると、「この歯ブラシを使ってもらいたい（結論）→現在の歯肉にこのような点が合っているから（理由）→ブラッシング指導（方法）」のように伝えましょう。

その他のポイントとしては、一文を短くして話しましょう。詳しく説明したほうがよいと思って話が長くなると、そのぶんわかりにくい印象を与えます。的確に伝えるためには、簡潔に話すことが大切です。

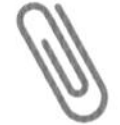

相手の心情を読み取ってシンプルに伝える

説明に対して質問を受けたら、もちろん答えましょう。また、話している途中に相手の心情を読み取ることも大切です。興味がありそうか、難しそうかなどを、相手の表情や返事からも判断できます。興味がなさそうな場合、わかってもらおうとして理由や方法を追加して説明するのは、あまり効果を期待できません。むしろ、シンプルな説明のほうが心に残ることが多いと思います。

5 メインテナンス

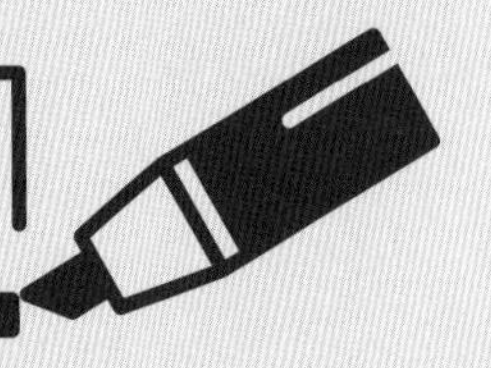

Q.28

歯周基本治療が終わると来院が途絶える
患者さんがいます。どうすれば防げますか。

A.136

A. 137

歯科医院全体で歯周基本治療に取り組み、患者さんの意識を変えていこう

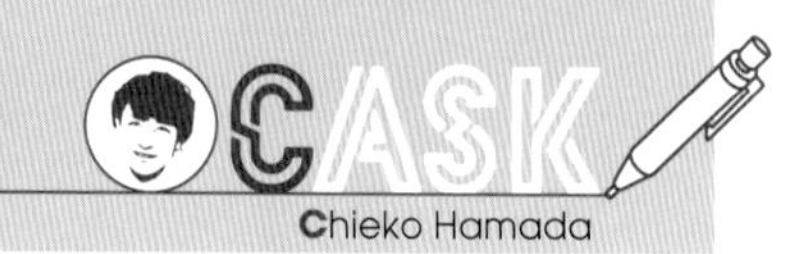

来院が途絶えるのは、その患者さんにとっては「歯科医院での用が済んだから」です。つまり、歯石やプラークを除去して歯肉の状態がよくなれば、患者さんは満足なのです。歯科衛生士が患者さんの歯周病が治ってほしい、改善してほしいと思っていても、患者さんが「お掃除をしてもらう」意識であれば来院は途絶え、結果的に歯周基本治療は成功しにくくなります。

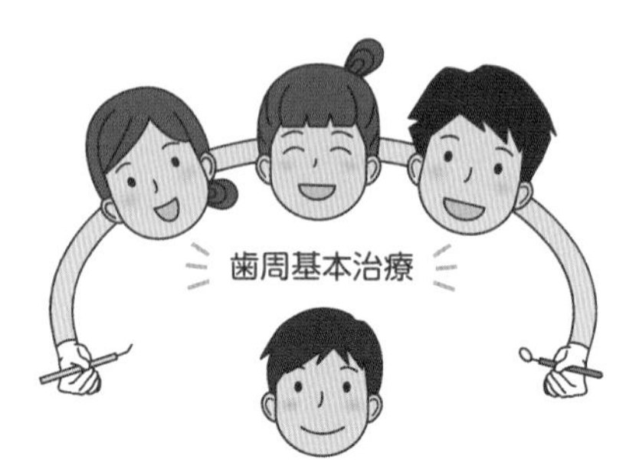

図❶　歯科医院全体で歯周基本治療に臨む

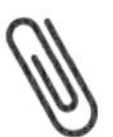

歯科医院全体で歯周基本治療に臨む（図１）

歯周基本治療やメインテナンス・SPT を成功させるために必要な前提条件が、大きく分けて２つあります。①歯科医院全体で歯周基本治療について理解している、かつ歯周基本治療ができるシステムになっている。②歯科衛生士側の歯周基本治療や患者さんへの思いが強い。①だから②になったり、②だから①になったり、状況はさまざまですが、ここでは①→②で説明します。

歯科医院として歯周基本治療を行い、メインテナンスや SPT で患者さんの健康をサポートしたいと考えているなら、歯科医師から患者さんに「歯周病という病気なので、治療しなければならない」ことを伝えます。そのうえで歯科衛生士がしっかりバトンを受け、治癒や改善に向けて何が必要なのかをセルフケアとプロケアを含めて具体的に伝える方法が効果的です。

A. 138

疾患予防と管理のためにメインテナンスの継続が重要であることを伝え続けよう

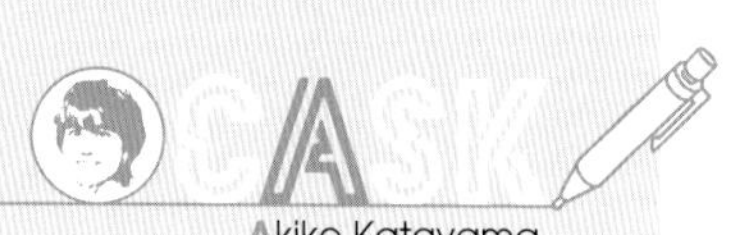

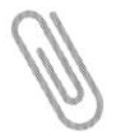

治療開始前の説明が大切

私が実践している対策で功を奏しているのは、治療開始前に歯周病のメカニズムとメインテナンスの意義を説明するこ

とです。歯周病は生活習慣病の側面が強く、慢性疾患と考えられることを伝えれば、その予防と管理のために生涯メインテナンスを続ける必要があると、理解してもらいやすいでしょう（図2）。

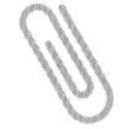

メインテナンスが当たり前になることを目指す

多くの方は体（口腔以外）の健康診断を定期的かつ主体的に受けています。受ける理由は、「病気になりたくない」、「病気がみつかれば、早期に対応したい」などです。このように、予防や体の管理について理解している方が多いとわかります。口腔についても同じように考えて行動する方がいまだ少ないのは、健康診断の項目が口腔と体（口腔以外）に分かれているためかもしれません。

冒頭のような情報提供を行い続け、口腔のメインテナンスも決して特別ではなく当たり前の行動となるように、私たちがOHI（Oral Hygiene Instruction）で伝えなければなりません。すべての歯科臨床は、セルフケアによる感染コントロールと健康管理が土台になければ成立しないため、初診時に説明するという手順は当然です。

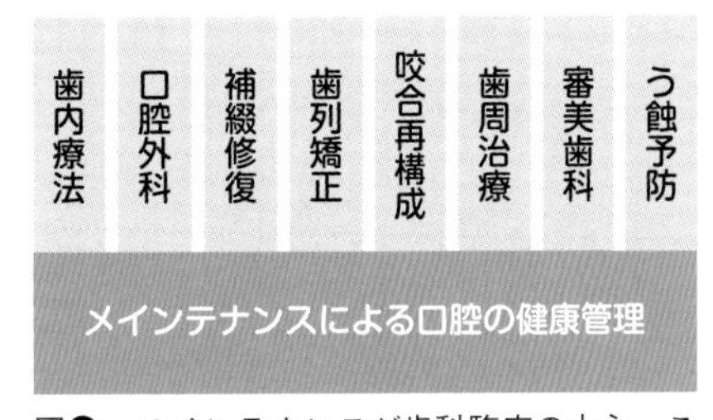

図❷　メインテナンスが歯科臨床の中心。これによって、すべてが支えられている

139

初診時から予防の大切さ、その根拠を患者さんに伝えて共有しよう

Shunatsu Yokoyama

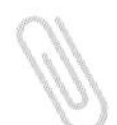

初診時から、予防の大切さを伝える

患者さんには初診時から、治療と予防についてしっかりと伝えます。自分の口腔内がどのような状況で、どのようなリスクを抱えているのかを理解していないから、来院が途絶えるのです。歯周炎は完治せず、再発を繰り返すことを伝え、予防の継続が必要であると説明します。歯周基本治療の際、「プラークが付いているので取りますね」と伝えるだけでは、プラークが取れたら治ると思ってしまい、それが終わったら歯科医院に通わなくてよいと思われてしまうのです。

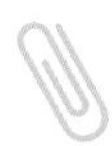

根拠のあるメインテナンスを行う

メインテナンス期間やその内容も重要です。歯科衛生士自身も、なぜそのメインテナンス期間なのか、内容は適切なの

かをしっかり考えながら行いましょう。そして、それらを必ず患者さんと共有します。患者さんの口腔内の状況や予後を観察している歯があれば、具体的に伝えましょう。

最初のうちは、「次回までは、この歯を重点的に磨いてみてください」、「歯間ブラシを使ってみてください」などの宿題を課すのもよいでしょう。患者さんが通い続ける必要性を理解できれば、習慣になります。それを促すためには短期間でクリアしやすい目標を設定し、患者さんの成功体験を増やしてモチベーションを上げましょう。

A.140 歯周基本治療やメインテナンスについて、患者さんは正しく理解していますか？

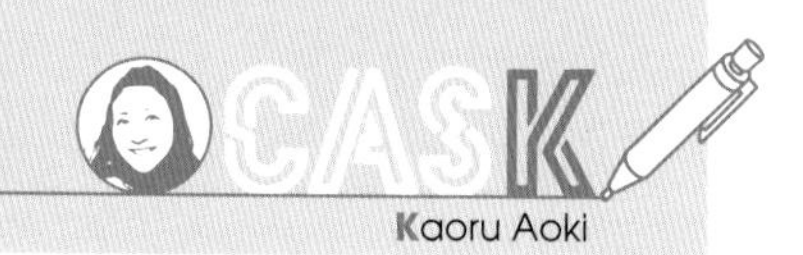

歯周基本治療の正しい情報を伝える

患者さんが歯周基本治療を「ただ歯石を取るだけ」と思っているのではないでしょうか。そうだとしたら、歯石除去が終わったら「治療は終了した」と考え、来院は途絶えてしまうでしょう。

歯周病は「病気」で、医療機関で治療を受ける必要があります。歯周病は進行すると歯の喪失原因となり、ひいては全身疾患に繋がる可能性もあります（**表1**）。決して患者さんを脅かす必要はありませんが、歯周病について正しい情報を伝え、予防と治療ができることを伝えましょう。

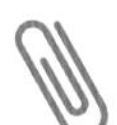

メインテナンスの重要性を理解してもらう

また、歯周基本治療が終わっても、メインテナンスなくして口腔内の健康維持が難しいことも忘れずに伝えましょう。メインテナンスは、ただの歯石除去や口腔内の掃除だと考える患者さんもいますが、それは誤りです。メインテナンスは、歯周基本治療が終了した後にその状態を維持するために欠かせない管理であることを説明し、理解してもらう必要があります。生涯にわたって自分の口や歯で食べられること、見た目や発音に問題がないことが、患者さんにとってどれほど重要であるかをしっかり伝え、その状態であり続けるためにメインテナンスが必要であることを理解してもらいましょう。

表❶　歯周病が影響を与える疾患（参考文献[1]より引用改変）

- 血管障害性疾患
- 誤嚥性肺炎
- 早産・低体重児出産
- 糖尿病
- 関節リウマチ

【参考文献】

1）日本歯周病学会：歯周治療の指針2015. 医歯薬出版, 東京, 2016.

5 メインテナンス

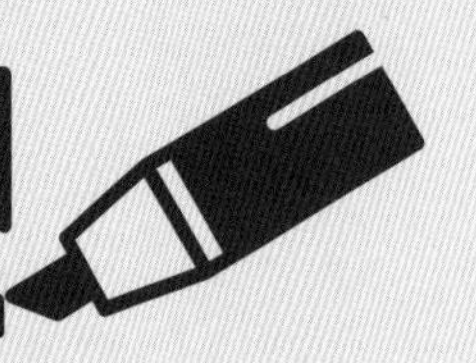

Q.29

プラークコントロールは良好なのに、
う蝕や歯肉が腫脹している患者さんがいます。
どのような原因が考えられますか。

A.141

A. 142

プラークコントロールの評価はPCRスコアで判断し、来院に合わせて丁寧に磨いていないかを確認しよう

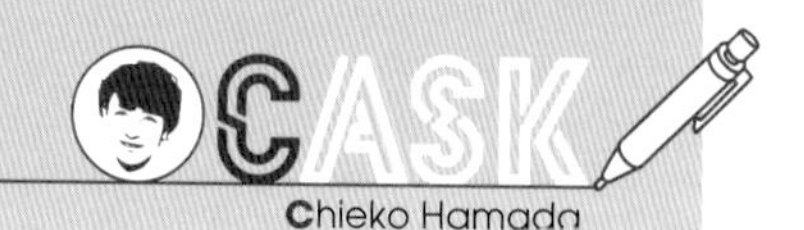

Chieko Hamada

PCRスコアを記録する

「プラークコントロール（PC）が良好なのに、歯肉腫脹があってプロービング時に出血します」という相談をよく受けます。ここで私は、「PCR（Plaque Control Record）スコアはいくつ？」と必ず確認します。すると、「スコアはつけていません」、「染め出ししていません」と答える方が多いのです。実際、「PC良好」とカルテに記入されていても、歯科衛生士によって「良好」や「不良」の基準が違っていませんか？　染め出ししないで、正しくプラークが見えていますか？　口腔内清掃状態を示すPCRスコアを、毎回記録しましょう。これを行わずしてPC良好とは判断しかねます。

来院直前だけしっかり磨いていないか

もう1つ考えられる原因は、“来るとき磨き”です。来院直前に歯磨きをしたり、前日あたりから丁寧に磨く患者さんは多くいます。歯科医院に行ったときに、「プラークが付着しています」と言われたくないでしょうから、当然といえば当然です。口腔内を観察し、歯肉に腫脹があったり、出血があれば、“来るとき磨き”の可能性があります。私は**図1**のように確認しています。

最後に、う蝕予防はPCだけが重要なわけではありませんので、原因を追求しましょう。

DH：来院する前に、歯を磨いて来ましたか？
患者：はい
DH：とてもきれいに磨けていますが、毎日このように磨いていますか？
患者：はい
DH：そうなのですね。毎日このくらい磨けていれば、改善すると思います。次回も確認させていただきますね

図❶　“来るとき磨き”ではないかを確認する

A. 143

う蝕も歯周病も多因子性疾患。丁寧な医療面接を行い、原因を探ろう

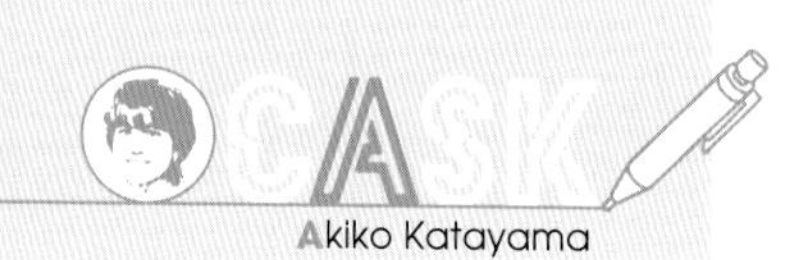

Akiko Katayama

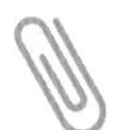

原因を多角的かつ多面的に考える

適切な検査・分析の結果、プラークコントロールに問題ないと判断した患者さんであることを前提に回答します。

う蝕も歯周病も多因子性疾患で、原因はプラーク単独ではありません。環境や全身、力など、さまざまな因子があるので、多角的な視点で冷静に捉え、総合的に判断することが必要です。たとえば、う蝕の場合は、唾液分泌量の減少や唾液緩衝能の低下などの防御力の弱さに問題があるのかもしれません。あるいは、過剰で不適切な力によって生じた象牙質に到達するほどの深いクラックの存在も疑われます。

歯肉の腫脹は、質問にある腫れの程度や形態などがわかりませんので、炎症以外の原因も含めて、少し違う角度からも考えてみましょう。特定の部位なら、歯肉縁下の残石やセメント質剝離、歯根破折などが疑われます（**図2**）。また、上顎前歯の唇側面だけ腫れているなら、口呼吸によるものと考えられ、顔貌や口唇閉鎖不全の有無などを観察し、口呼吸による空気が触れる部分と触れない部分に境界ラインが見られないかを確認します。あるいは、歯肉全体に広範囲の腫れが認められるなら、全身疾患の関連や遺伝性も念頭において丁寧な医療面接を行い、慎重に原因を探ります。繰り返しますが、多角的な視点で多面的に考えることが大切です。

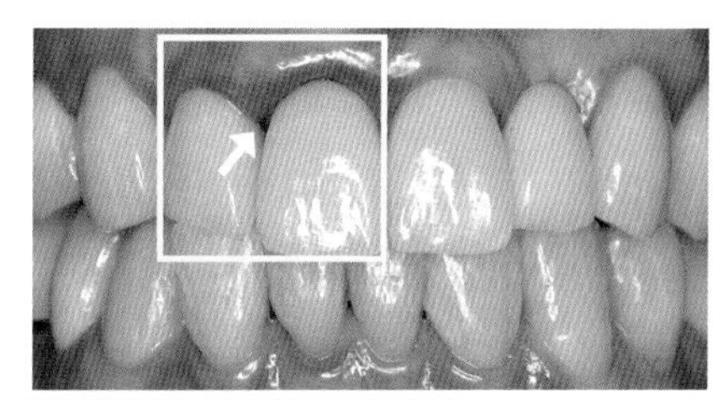

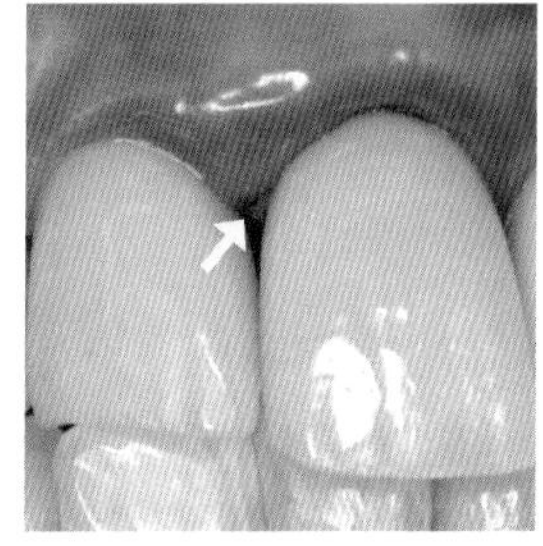

図❷　セメント質剝離と歯根破折が疑われる。下：拡大図

144

掘り下げたヒアリングを行って原因を探り、定期的な医療面接の実施で情報をアップデートしよう

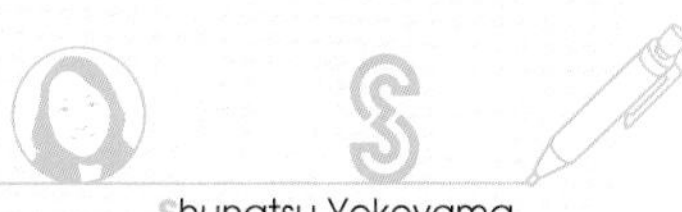

Shunatsu Yokoyama

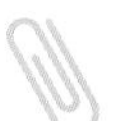

掘り下げたヒアリングとデンタルフロスの使用

患者さんが糖類の摂取やだらだら食べをしていないかなど、原因を探るためのヒアリングが大切です。たとえば、病院で処方されたトローチなどは、薬だからどれだけ舐めても問題ないと思い込み、医療面接で回答しない可能性があります。「糖類を摂っていませんか」と尋ねるだけではなく、掘り下げて聴いてみましょう。また、デンタルフロスを使っていないと、PCRは低くても、よく見るとコンタクトにプラークが詰まっていることもあります（**図3**）。

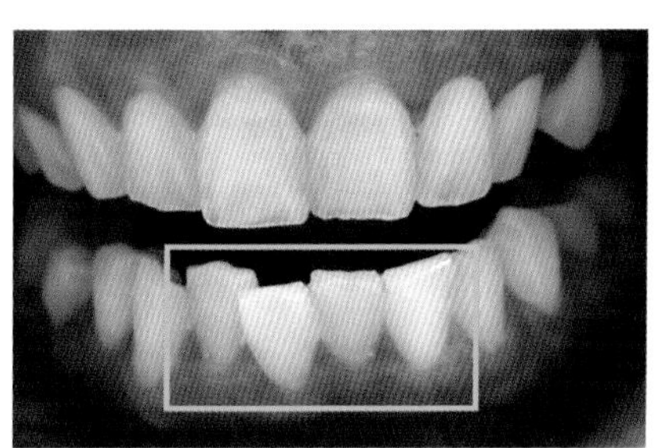

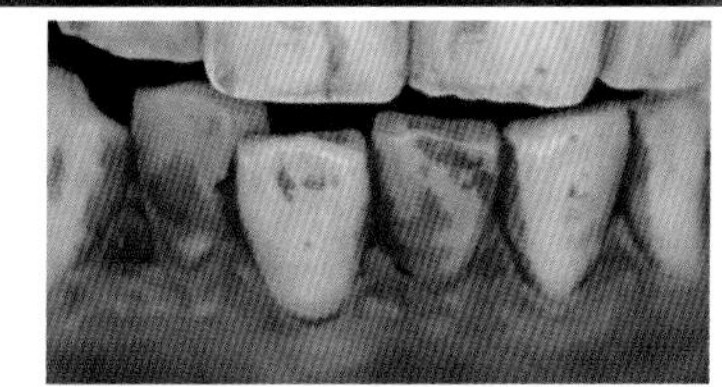

図❸　よく見ると、コンタクトにプラークが詰まっている。上：染め出し前、下：染め出し後

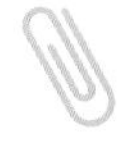

医療面接は定期的に実施する

医療面接は初診に行ったきりで、それから何年も経ってい

る場合もあります。初診時とは状況が変わっていることがほとんどですから、定期的に実施しましょう。とくに、病歴はこちらから聴かないかぎり、歯科には関係のないことだからと伝えてくれない場合も多いです。初診時には問題がなくても、改めて聴いてみると「そういえば、去年病気をして薬を服用するようになりました……」と言われることもあります。

う蝕が発生したり歯肉が腫脹したりするのには、何か問題があるはずです。まずは、それが何なのかを探りましょう。そのためには、掘り下げたヒアリングの実施が重要です。

A.145 口腔内診査とヒアリングを実施し、多角的に原因を考えよう

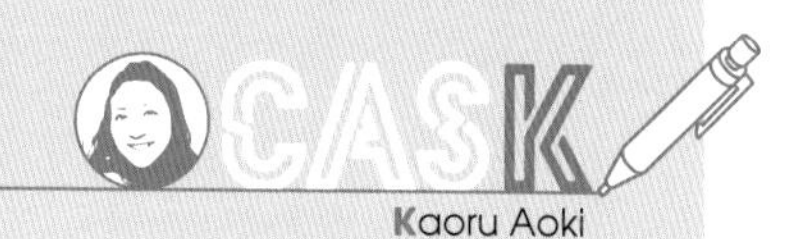

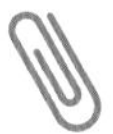

プラークだけが問題ではない

プラークコントロール以外の原因を考えてみましょう。う蝕や歯周病は、さまざまな危険因子（リスクファクター）が複雑に絡まって発症します。

たとえば歯周病は、プラークなどの細菌因子だけではなく、口呼吸・咬合などの口腔内の問題や全身疾患のような宿主因子、喫煙やストレス、栄養状態といった環境因子が関与しています（図4）。う蝕も同様で、唾液や歯質、細菌が代謝に必要とする糖質（炭水化物）の摂取量などの宿主因子を含め、原因を考えなければなりません。

また、患者さんの世代が違えば生活環境や食生活も異なりますし、同じ方でもライフステージが変われればさまざまなことが変化するので、それらを考慮する必要もあります。

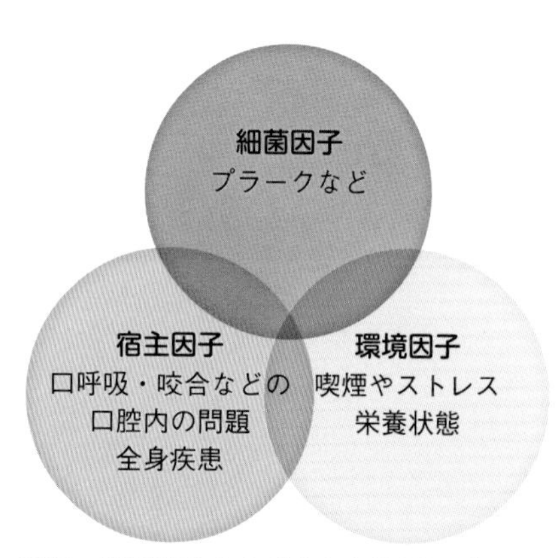

図❹ 歯周病はさまざまな危険因子（リスクファクター）が絡まって発症する

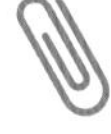

口腔内診査とヒアリングで原因を明確にする

このように、口腔内の異常を引き起こすのは、プラークコントロールの他にもさまざまな原因があるのです。何が原因かを明確にするためには、口腔内診査の実施以外にも、患者さんに直接確認しなければならないことも多くあります。したがって、生活環境や食生活のヒアリングおよび医療面接もしっかり行いましょう。

【参考文献】
1）全国歯科衛生士教育協議会（監），申 基喆，栗原英見，他：歯周病学 第2版．医歯薬出版，東京，2015.

5 メインテナンス

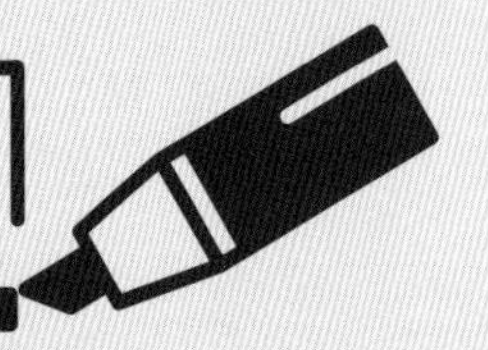

Q.30

年齢とともに口腔内のリスクが高まっている
メインテナンス患者さんに来院間隔を短くする
ことを提案しましたが、断られてしまいました。
どのように説明すればよいですか。

A.146

A.147

患者さんの希望を踏まえ、セルフケア・プロケア・リスクのトータルを考えて提案・対応を考えよう

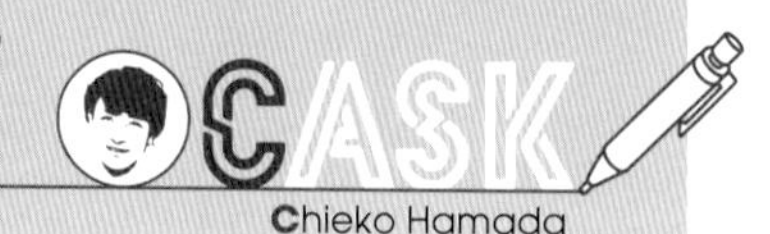

Chieko Hamada

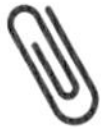

現状のリスクと解決策を伝える

加齢とともに、誰でもう蝕や歯周病のリスクは高まります。来院回数を増やせると安心ですが、患者さんには時間や費用などの負担が増えます。

おもな解決策は、①来院間隔を短くする、②セルフケアをいま以上に頑張る、③洗口剤やセルフケアグッズの変更・追加、が考えられます。来院期間を短くしたくない、また費用をかけたくない患者さんの希望に沿うには、②がベストです。できることから始めることが大事なので、現状が安定していれば、セルフケア・プロケア・リスクのトータルが変わらなければよいと考えて解決策を提案しましょう。

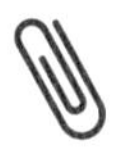

患者さんが考える猶予を設ける

解決策を口頭で伝えるだけでは、忘れたり、わからなくなったりする場合もあるので、紙に書いて渡すとよいでしょう。その場で対応を決定できないときは、次回までに考えてもらうなど、患者さんに時間の猶予があるとよいと思います。ただし、リスクが高く緊急を要する場合は、歯科医師とも相談して対応を決定しましょう（**表1**）。

最終的には患者さんが決めますので、よい選択ができるようにサポートしましょう。

表❶　年齢とともにどのようなリスクが高まるかを考えながら対応する

- ◉**唾液分泌量の低下**
  口腔乾燥を引き起こす
- ◉**薬の服用率が高くなる**
- ◉**口腔機能の低下**
  - 口腔衛生状態不良
  - 口腔乾燥
  - 咬合力、舌圧、咀嚼力、嚥下能力などが低下する
- ◉**低栄養**
- ◉**生活環境の変化**
  定年、家族の介護など

A.148

無理を言って通院が中断となるほうがリスク。患者さんの選択を尊重し、セルフケアの強化を提案しよう

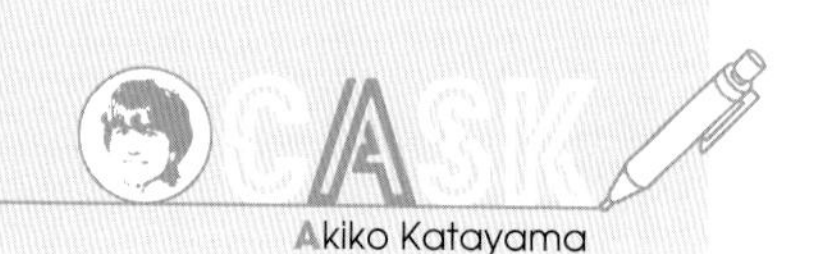

Akiko Katayama

まずは、来院間隔を短くする理由とその目安を具体的に提示します。たとえば歯周病のリスクが高まっている患者さんは、BOP（Bleeding on Probing）を認める部位の増加が考えられます。BOPの発生を抑えることが歯周病のリスク

回避において重要なファクターであることを伝え、プロービングなど各種検査の分析の結果で、来院間隔を適宜調整することを説明すると、来院間隔を短くする理由や目安が本人にわかりやすく、納得しやすいと思います。位相差顕微鏡がある歯科医院なら、細菌の増減で来院間隔の調整を行うというのも、理解を得やすいと思います。

年齢に応じてリスクが変化するというのは一般論で、リスクが高まるのは絶対ではありません。よって、個人に対する理由でないと、受け入れてもらいにくいと思います。

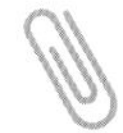

説明したうえで患者さんが望まない場合

短い来院間隔が必要な理由と、そうしない場合のリスクを説明したうえで本人が望まないなら、それがその方の選択です。患者さんが断る理由は、たとえば短期で通い続けることが体力的にも経済的にも厳しいという事情などさまざまです。無理を言って通院を中断されるほうがリスクですから、健康管理を支援する手段として、セルフケアの強化を提案します。そもそも、生活習慣病の側面が強い疾患ですから、セルフケア主導で予防管理するのが本来のあり方ともいえます。

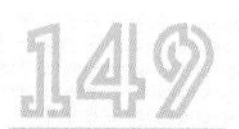

拒否の理由をヒアリングで把握し、来院間隔を短くしたい根拠を説明しよう

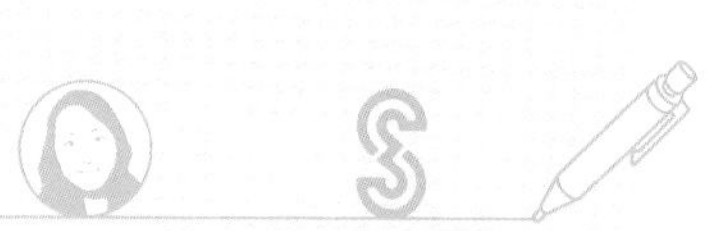

Shunatsu Yokoyama

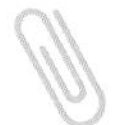

歯科医院側の考えを押しつけない

患者さんにどのくらいの間隔であれば通えるかを確認していますか？　一方的に歯科医院側の考えを押しつけていると、患者さんの理解は得られません（**図1**）。当たり前ですが、患者さんの生活において重要なのは口腔内だけではありません。なぜ提案を拒否されるのか、ヒアリングしてみましょう。患者さんによって、介護や育児、仕事が忙しいなど、さまざまな理由があります。そのうえで、本来通ってほしい来院間隔を伝えます。その際、「このくらい通ってほしいです」ではなく、「このくらい通ってほしいのですが、どうですか？」と、患者さんに配慮する姿勢でうかがいましょう。そのうえで、来院間隔を短くしたい理由をしっかり説明し、患者さんに納得してもらう努力が必要です。

もっと上手に磨きたい

歯科衛生士に手伝ってもらいながら、継続したい

メインテナンスを続けたい

図❶　歯科医院側の考えだけではなく、患者さん自身がメインテナンスを続けたいと感じるステップを意識する

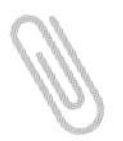

状態が悪化したら、再提案を試みる

どうしても来院間隔を短くできない場合は、口腔内のメインテナンス状態が悪くなった際に具体的に指摘しましょう。以前は拒否された方でも、口腔内状況を良好に保つためにはメインテナンス間隔の見直しが必要であると、気づいてくれるかもしれません。患者さん自身がメインテナンスの必要性を感じてくれれば、提案を受け入れてくれるはずです。

A.150

理由・根拠を示したうえで、具体的なゴールを示そう

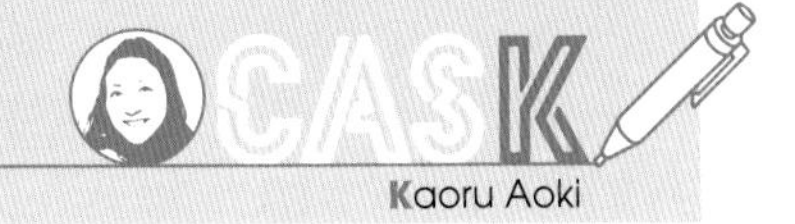

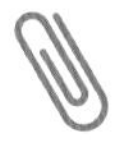

来院間隔を短くする理由を示す

来院間隔を短くする理由は何でしょうか。「歯周ポケット内に活動性の炎症がみられる」、「唾液分泌量が低下している」など、リスクが高まっているという根拠を患者さんに示す必要があります。ただ単に「プラークコントロールが悪いから」という理由では、リスクマネジメントとして適切ではありません。

まず、口腔内のリスクが高くなった原因を考えましょう。そして、歯肉縁下に原因があれば、SRPやデブライドメントを行い、咬合に問題があれば歯科医師へ相談しましょう。セルフケアで解消できる原因ならば、歯科保健指導で対応するのが望ましいでしょう。

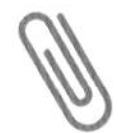

ゴールを示す

来院回数を増やすのは、患者さんにとって負担になる場合が多いでしょう。私たちはクリニックで来院を待てばよいですが、患者さんには時間や費用、精神的な負担などが生じます。それらを踏まえたうえで、どうしても来院間隔を短くする必要がある場合には、具体的な来院回数や「BOPが消失するまで」など、ゴールを示すと理解を得やすいでしょう。

5 メインテナンス

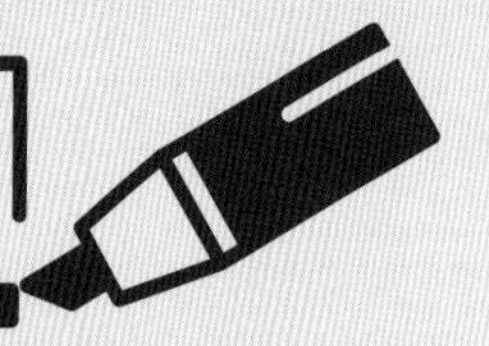

Q.31

年に1回はう蝕が見つかるメインテナンス患者さんがいます。3ヵ月ごとにきちんと来院し、間食はなく、水分は水かお茶がほとんどです。どのような原因が考えられますか。

A.151

A.152
う蝕の発生“時期”にフォーカスしたヒアリングをしてみよう

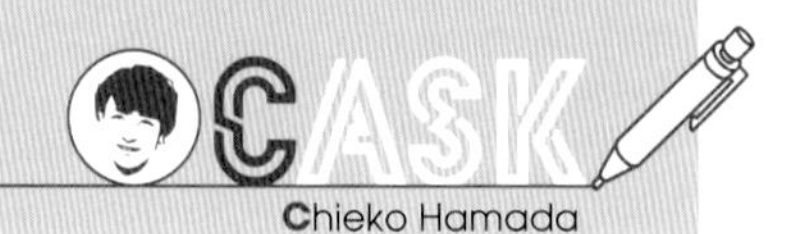

Chieko Hamada

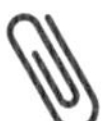

う蝕の発生時期が毎年同じではないか？

メインテナンスで3ヵ月ごとに来院し、食生活もとくに大きな問題はみられないのに、年に1度う蝕が見つかる場合、その時期は同じではありませんか？　私の経験では、う蝕リスクが高まる季節は春～夏です。花粉症のため、2～4月に口呼吸になり、鼻炎薬を服用していた患者さんがいました。食生活やプラークコントロール状況に変化がないにもかかわらず口腔内に問題が起きる場合は、時期に的を絞ってヒアリングしてみましょう（**表1**）。

また、一定の期間だけ食生活が変わったり、プラークコントロールが不良になっていないかも確認しましょう。

表❶　定期的にう蝕になる理由をヒアリングする際のポイント

- 発症する季節が同じではないかの確認
- 食生活の変化
- 仕事の忙しさ
- 体調

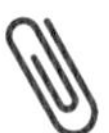

原因がみつからない場合の対応

とくに前述のような問題がなく、原因がみつからないこともあると思います。その場合は、発生部位のセルフケアとプロケアに重点をおいて指導しましょう。

ヒアリング時には、「食事は1日何回で、食事以外に口に入れるものはないか」、「一時期だけでも、何かにはまって食べていたものがないか（フリスクなどのミントタブレットは甘くないため、申告しない場合がある）」、さらに、ブラッシング状況も忘れずに確認しましょう。

A.153
う蝕の高リスク基準を参考にリスク因子を分析するとともに、定期的な来院を促してう蝕の検出・監視を続けよう

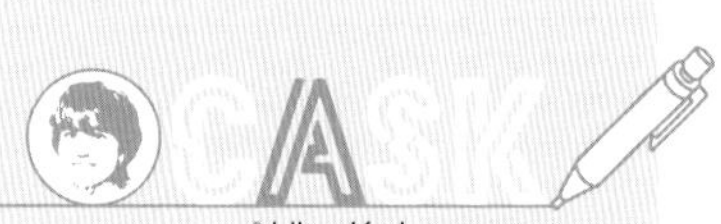

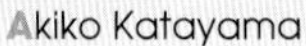

Akiko Katayama

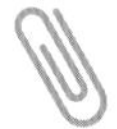

検査や医療面接をもとに分析する

考えられる原因や考え方は、A143（P.122）の回答を参照してください。う蝕は多因子性疾患のため、1つの因子で

疾患が成立するのではなく、いくつかの因子が複雑に絡みます。そのため、さまざまなリスク因子から患者さんを診る必要があります。

年に1回はう蝕が見つかるというのは、高リスクに分類されます。**表2**の高リスクの基準を参考に、検査（露出根の数、*S.mutans* 数、唾液の分泌量・緩衝能など）や医療面接（ブラッシングやフッ化物応用の状況、発酵性炭水化物の摂取頻度など）を行い、より細かくより深く、その患者さんのリスク因子を分析してみてはいかがでしょうか。

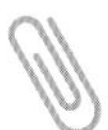

定期的な来院で検出・監視を続ける

なお、う蝕はKeyesの輪（宿主と歯、口腔細菌、発酵性糖質）の3要因が揃っていても、必ず発症するとは限りません。また、どれにも当てはまらなくても発症するケースがあります。さらに、近年は未知のう蝕原性細菌や原因があるかもしれないとも考えられています[2)]。よって、重要なのは定期的な来院を続けてもらい、う蝕の検出と監視を行うことです。

表❷　高リスクの基準（参考文献[1)]より引用改変）

低リスク	・過去3年間のう蝕発生なし ・適切に修復された歯面 ・口腔衛生状態良好 ・定期的な歯科医院での健診、メインテナンス
中リスク	・過去3年間のう蝕発生1ヵ所 ・歯根露出 ・口腔衛生状態は比較的良好 ・ホワイトスポットや隣接面X線透過像あり ・不定期な歯科医院での健診・メインテナンス ・矯正治療中
高リスク	・前年のう蝕発生2ヵ所以上 ・根面う蝕の経験あり、または歯根露出多数 ・*S.mutans* 数の増大 ・小窩裂溝が深い ・口腔衛生状態不良 ・不十分な局所的フッ化物応用 ・頻繁な砂糖摂取 ・不定期な歯科医院での健診・メインテナンス ・唾液流出量不十分

【参考文献】

1）荒川浩久：成人におけるう蝕のリスク分類と予防手段「大人う蝕時代のフッ化物応用」. Dent File 別冊, 2017.

2）今里 聡（監）, 林 美加子, 伊藤 中（編）：削るう蝕 削らないう蝕. クインテッセンス出版, 東京, 2013.

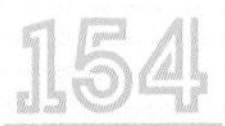

154 隣接面う蝕に注意し、口腔内に合ったセルフケアグッズの見直しを図ろう

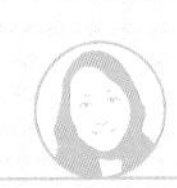

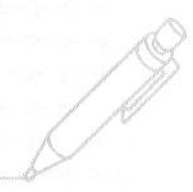

Shunatsu Yokoyama

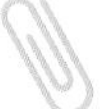

隣接面う蝕に注意

このような場合、よく見つかるのは隣接面う蝕だと思います。定期健診を続けているからといって口腔内が管理できているとはかぎりませんし、しっかり磨けていなければう蝕になってしまいます。1歯ずつに歯ブラシを当ててブラッシングしているか、またセルフケアグッズの使用状況についても確認してみましょう。

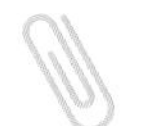

セルフケア状況と補助清掃用具の使用頻度・方法の確認

口腔内を観察し、裂溝などの磨きにくい箇所のブラッシングができているかをチェックします（**表3**）。できていなければ、汚れが残っていることを伝え、その部分

表❸　磨きにくい箇所をチェックし、指導する際のポイント

- 染め出しを行い、磨き残しが多い箇所をチェックする
- 歯ブラシが歯面に対して垂直に当たっているかを確認する
- 横磨きだけでなく、縦磨きも指導する

に適したブラッシング方法を指導します。

歯間ブラシやデンタルフロスなどの使用頻度や方法を確認するのも大切です。うまく使えていない場合は、セルフケアグッズの見直しも1つの手です。たとえば、隣接面う蝕が多く、ゴム製の歯間ブラシを使っているなら、ナイロン毛のものに変えてみましょう（**図1**）。また、デンタルフロスのサイズが細すぎたり、糸巻きタイプで使いにくそうな場合は、患者さんの口腔内や器用さに合わせた適切なものを勧めるとよいでしょう。

ゴムタイプは軟らかく歯肉にやさしいため、初めて歯間ブラシを使う患者さんへの練習にはよいでしょう。しかし、使い続ける際には、清掃効果は楊枝などの代わり程度にしかならないことを伝えます。
プラーク除去には、毛のついた歯間ブラシを使用するように勧めましょう。

図❶　ゴム製の歯間ブラシを使用している患者さんへの伝え方

A. 155
医療面接と口腔内診査の双方から情報を収集し、個人のリスクを把握しよう

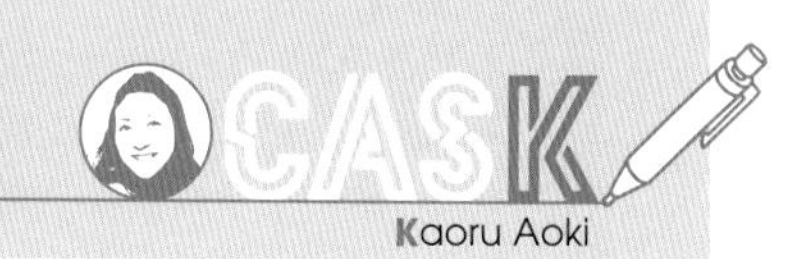

食生活はう蝕を引き起こす大きな要因の1つですが、それ以外の原因も考えてみましょう。う蝕予防には、ブラッシング指導、食生活指導、フッ化物応用の3点セットに、個人のリスクマネジメントが追加されます（**図2**）。

個人のリスクは、口腔内と口腔外の2つに分けて問題点を考えます。口腔内ではこれまでの治療や入れられた修復物、唾液分泌量や緩衝能、口腔外では個々の生活習慣やストレス、予防についての考え方や健康観などがリスクになり得ます。このように、う蝕のリスクファクターは間食や甘いものに限りません。それらの情報を、医療面接で取りこぼさず収集します。

食生活についても、患者さんが「間食しない。飲みものはお茶か水」と答えた場合にも、掘り下げて聴くと、「運動時にスポーツドリンクを飲む」、「お風呂上がりのアイスが好き」など、患者さんが無意識に毎日行っているために気づかない食生活習慣もみつかります。

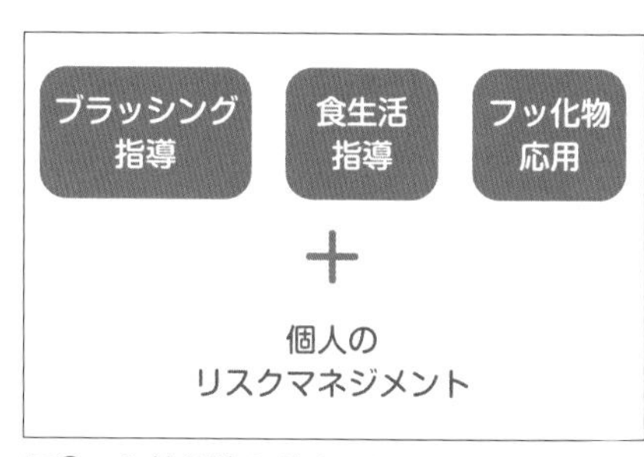

図❷　う蝕予防のポイント

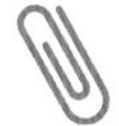

口腔内診査から得られる情報も重要

また、修復物の周囲に酸蝕が起こり、二次う蝕のリスクになっているとき、患者さんに確認すると健康のために酢や柑橘類を頻繁に摂っていることがわかる場合もあります。このように、医療面接だけでは聴き取れない情報もありますので、口腔内診査も丁寧に行いましょう。

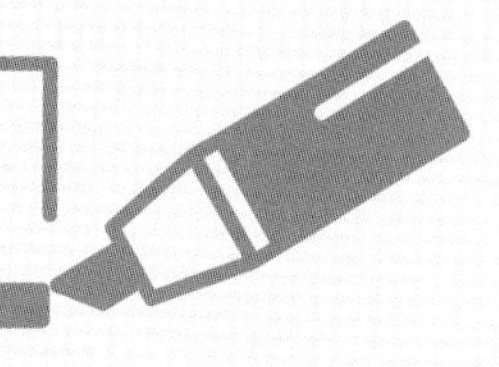

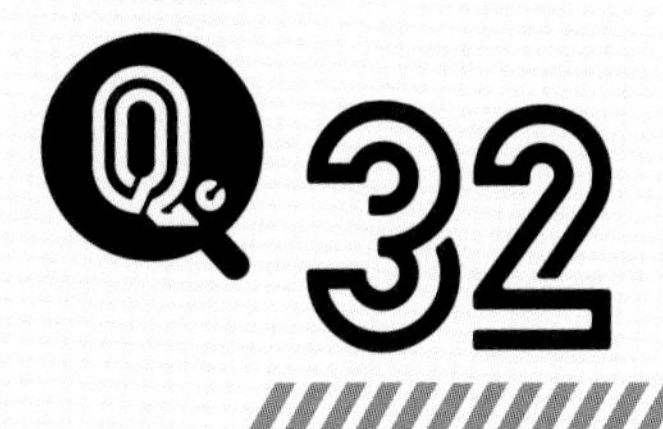

口腔内写真の撮影を嫌がる患者さんに、
どのような説明とアプローチをすれば
よいですか。

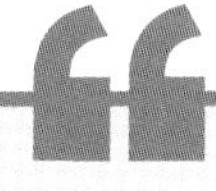

A.157

口腔内写真は必要な資料。その必要性を説明し、撮影できるように対応しよう

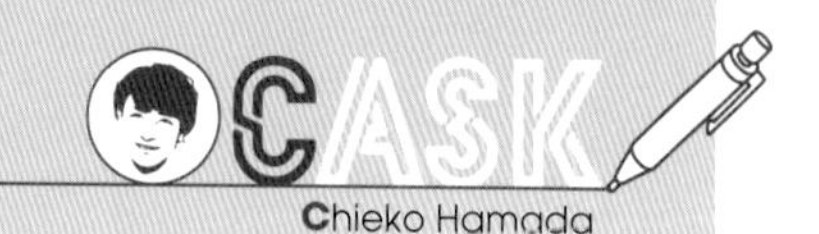

Chieko Hamada

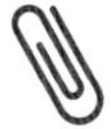

口腔内写真撮影を嫌がるおもな理由

患者さんが口腔内写真の撮影を嫌がるおもな理由を下記に挙げます。

①口腔内写真を撮っても見せてもらったことがない
②口腔内写真を撮る意味がわからない。納得できる説明がない
③口腔内写真撮影時に痛みや不快感がある
④口腔内写真の撮影で費用が高くなるのが嫌

まずは①～③をなくしましょう。

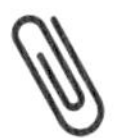

撮影に同意してもらうための対応策（表１）

①の場合は、写真を撮影しても見せてもらえなければ、何のために撮られるのかがわからず、不信感が募ります。②に関しても、理由がわからないまま、当たり前のように撮影されるのは嫌なものです。その場合は、「いまの状況をカルテに文字で残すのは非常に困難です。今後、治療経過を比較する際にも写真は必要不可欠ですので、ぜひご協力ください」と伝えます。そうすると、大抵の方は理解してくれます。

③の場合は、術者側に問題があります。痛みを与えずに短時間で規格性のある写真が撮れるように練習しましょう。

④の場合は、必要性を説明したうえで、それでも拒否するようなら、歯科医師と相談しましょう。

表❶　撮影拒否の理由とその対応策

拒否の理由	対応
①	撮った口腔内写真は必ず患者さんと共有する
②	口腔内写真が必要な理由を説明する
③	痛みを与えずに短時間で規格性のある口腔内写真を撮る練習をする
④	なぜ口腔内写真が必要なのかを説明する

A.158

撮影の意義・目的を説明して同意を得て、撮影した写真は必ず患者さんと共有しよう

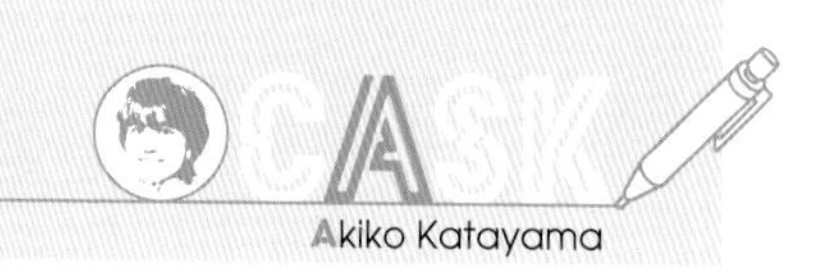

Akiko Katayama

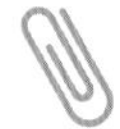

拒む理由を尋ね、意義を伝える

口腔内写真の撮影を嫌がる理由を尋ね、それを解決することから始めましょう。人によって撮影を拒むに至る背景が異

なります。

よくある理由の1つは、「撮影の際にミラーが当たって痛かった」、「苦しかった」という経験によるものです。このような場合は、撮影技術への不満ですから、まずは技術向上に努めましょう。慎重かつ丁寧に撮影を行い、極力苦痛を与えないように注意します（撮影が難しい口腔内の場合は多少の苦痛を伴うこともあるので、このような言い方になります）と約束し、撮影へのネガティブな印象を変えてもらいます。

次によくある理由が、撮影の意義が不明であることです。意図や理由を何も伝えないまま撮影をすれば患者さんは不快に感じ、本人にとって意味のない時間となります。「何のための撮影で、誰のための写真か」を伝えて共有する必要があります。そのうえで、撮影の同意を得るようにしましょう。撮影当日に写真を見せる時間がとれないなら、次回見せることを約束します。

◉

口腔内写真を撮影する際は、このような手順を踏みましょう。そうすることが、信頼の獲得にも繋がります（**図1**）。

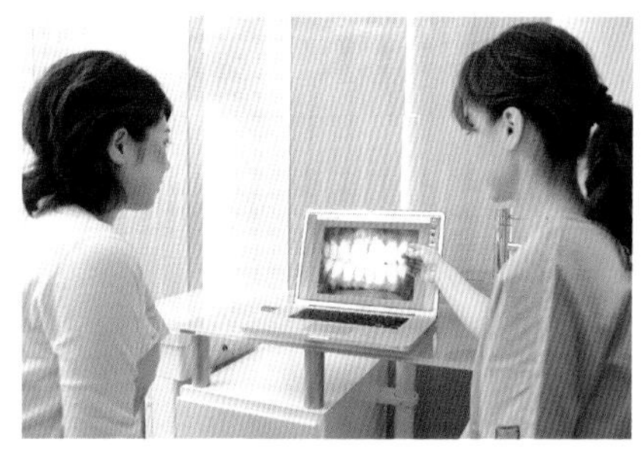

図❶　患者さんの協力なくして口腔内写真は撮影できない。そのためには、撮影前後のコミュニケーションやインフォームド・コンセントが必須

159
患者さんに口腔内写真撮影の必要性を理解してもらうように努め、嫌がる理由によって適宜対応しよう

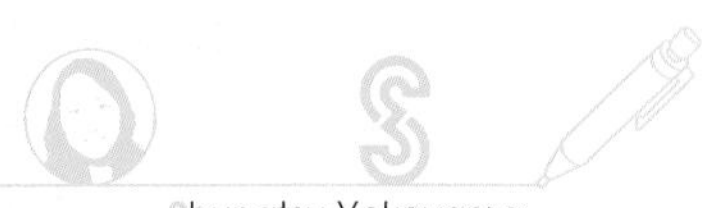

Shunatsu Yokoyama

口腔内写真をはじめとする資料がないと治療計画が立てられず、また経時的な変化を比較・評価できません。なぜ必要なのかをしっかり説明し、理解してもらえるように努めましょう。

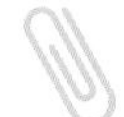

ヒアリングで、嫌がる理由を把握する

患者さんが嫌がる理由をヒアリングしたうえで、できるかぎり患者さんの負担にならない方法で口腔内写真の撮影を行いましょう。口腔内写真を撮ることでお金が余計にかかるから拒否する方がいます。そのような方は、いくらかかるのかがわからず、不安に思っていることがあるので、具体的な費用を伝えてみると解決することがあります。

また、時間がかかるので嫌だという方もいます。撮影のトレーニングを繰り返してスムーズに行えるようになっても、そのような不満を訴える患者さんが多い場合は、すばやく撮影できるカメラの導入を院長に相談するのも１つの手です。私のお勧めは、ボールペンと同じサイズのペン型の口腔内カメラです（**図２**）。また、以前に口腔内写真を撮影した際、何か痛みを伴った経験があり、嫌がっている可能性もあります。

どうしても口腔内写真の撮影に前向きにならない患者さんは、枚数が多い撮影は年に一度だけとし、他の来院時には必要な箇所だけを撮影するなどの対応を提案してみましょう。

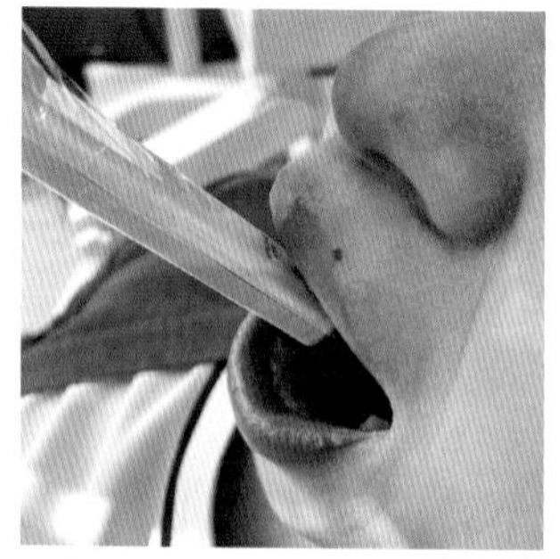

図❷　口腔内は、ペン型の口腔内カメラが撮影しやすい

A.160 口腔内写真が必要な資料であることを患者さんに説明し、理解してもらおう

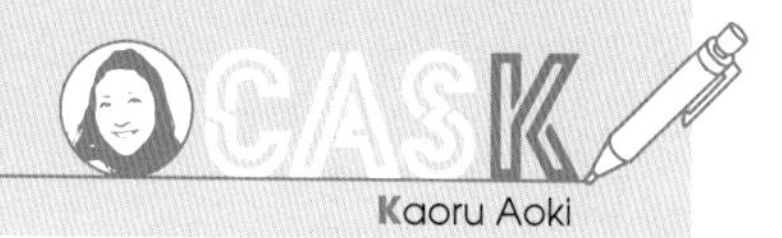

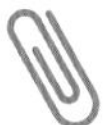

口腔内写真のメリット

口腔内写真がどのように活用されるのかを必ず患者さんに説明しましょう。ただ「お口の写真を撮らせてください」と伝えるだけでは、患者さんも不安です。できれば口腔内写真のサンプルを用意し、撮影後のイメージを摑んでもらいましょう。

口腔内写真はただの記録ではありません。歯科医師が診断や治療説明、コンサルテーションに用い、歯科衛生士も歯科保健指導に活用します。歯科医院側にとって非常に有用なものですが、患者さん側にもメリットがあります。口腔内の状態を患者さんへ説明する際には、口腔内の見えにくい箇所が見やすく、わかりやすくなります。そして、治療前と治療後、そして現在の状態を経時的に見比べて理解できます。これらのメリットを、しっかり説明しましょう（**表２**）。

表❷　口腔内写真を撮影する患者さんのメリット

- わかりやすい説明を受けられる
- 正確な診断のために役立つ
- 治療の必要な部位や状態がわかりやすい
- セルフケアの問題点などが理解しやすい
- 治療後の効果がわかりやすい

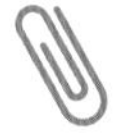

口腔内写真を撮影したくない理由

他院で口腔内写真を撮影したことがあり、そのときに痛かったり、不快だったりした経験をもつ患者さんもいます。撮影がなぜ嫌なのかを尋ねてみましょう。

また、初診時では、治療する前の口腔内を撮影されるのが恥ずかしいと感じる患者さんも多くいます。そのような気持ちも理解して、丁寧に説明しましょう。

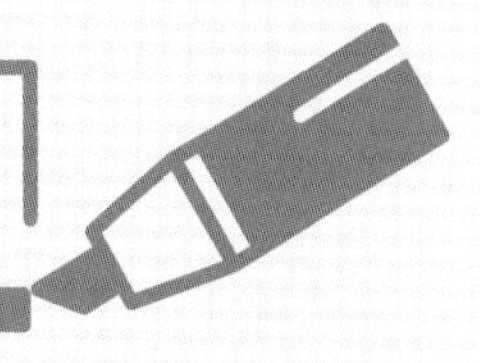

Q.33

お薬手帳や血液検査の結果の持参に
難色を示す患者さんがいます。
どのように説明すればよいですか。

A. 161

A. 162

歯科治療を行ううえで必要な情報であることを患者さんに説明し、理解してもらおう

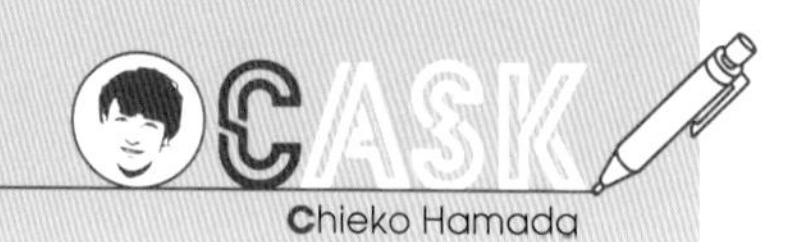

Chieko Hamada

持参してほしい理由を説明する

お薬手帳やさまざまな検査結果などは、歯科治療においても必要な情報です。処方する薬に重複がないか、また、薬の副作用の確認やどのような病気があるのか（医療面接で病歴を尋ねても、服用薬と合っていないこともある）などを把握してから、きちんと治療したいことを説明しましょう。

それでも患者さんに伝わらないことがありますが、まずは院内で提出をお願いする方法を統一しましょう。

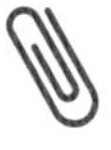

拒否された場合の対応

最初に、「私は○○さんの病気を心配しています」と歯科衛生士側の気持ちを伝えます。それから、「お口も体の一部ですので、お体の状態を把握し、しっかり考えたうえでお口の病気を診たいと考えています」とお願いします。

大抵の方は協力してくれるのですが、それでも拒否された場合は、「このまま診療するのは危険を伴いますので、かかりつけの先生にうかがってもよろしいでしょうか？」と聴くなど、対応方法を歯科医師と決めましょう。曖昧な情報のまま治療を開始して、何かが起こってから対応するのでは遅いです。患者さんのためにお願いしていることを理解してもらいましょう（図１）。

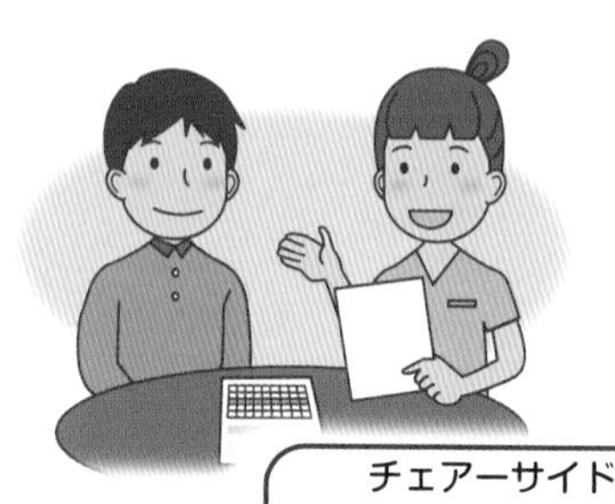

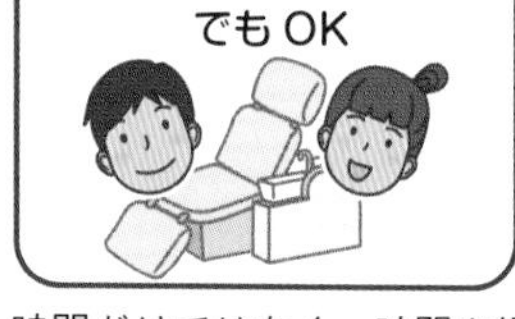

図❶　限られた時間だけではなく、時間や場所をとって説明するとさらによい

A. 163

情報が必要である理由を具体的に説明し、それでも拒否されたら無理強いしないようにしよう

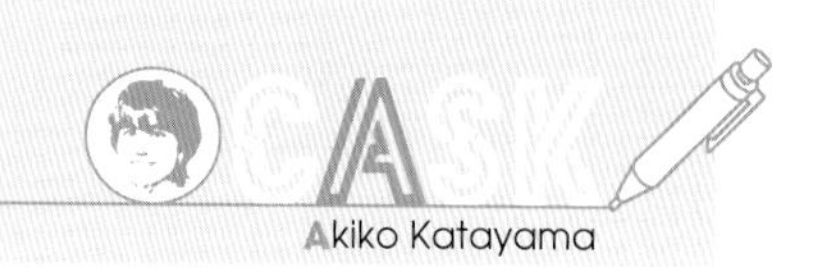

Akiko Katayama

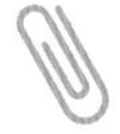

必要な理由を説明する

お薬手帳や血液検査の結果を把握することが、歯科治療にも大きくかかわることを説明します。

たとえば、糖尿病の患者さんに歯周外科やデブライドメントなどを行う際、歯周組織に深く介入するのが適切であると判断する場合は、HbA1cは6.2～6.8％が望ましいとされています（**表1**）。そのため、血液検査の結果を確認する行為は、安全な歯科治療を行うために必要であることを患者さんに伝えます。

歯科医院で、口腔以外の全身について質問されることに疑問を感じる患者さんは少なくありません。したがって、表1を参考に、私たちが知っておくべき全身疾患と歯科治療上のリスクについて、初診時から患者さんに説明しておくとよいかもしれません。

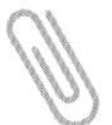

どうしても情報提供を拒む場合

それでも患者さんが情報提供に難色を示す場合は、何らかの心情があると察し、無理強いはしません。しかし、情報が得られないと安全面に配慮して慎重に処置内容を検討しなければならず、本来実施すべき歯科治療を諦めざるを得ない可能性があることを、患者さんに伝えます。

表❶　歯科衛生士が知っておくべき全身疾患とリスク（参考文献[1]より引用改変）

糖尿病	感染症のリスク	歯周外科や良好なSPTを行うために、HbA1cは6.2～6.8％が望ましいとされている
腎疾患	出血リスク	人工透析前の観血処置は避ける
骨粗鬆症	BRONJ（ビスホスホネート系薬剤関連顎骨壊死）の発症	ビスホスホネート系製剤の投与期間（3年以上は要注意）
脳血管障害（脳梗塞）	出血リスク	服用薬の服用状況（抗凝固薬・抗血小板薬→出血リスクあり）
心疾患	意識消失の可能性	徐脈（60回／分未満）・頻脈（100回／分以上）の場合はリスク

【参考文献】

1）伊藤 寛，佐久間 隆（監）：覚えておくべきを覚える！ 有病者の歯科リスクは、この質問でチェック．歯科衛生士，41：58-70, 2017.

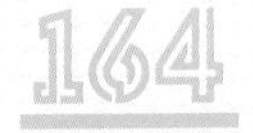

164
どのような薬を服用していると歯科治療が禁忌なのか、具体例を挙げて情報を提供してもらおう

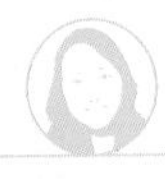
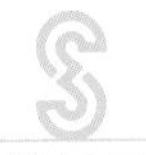
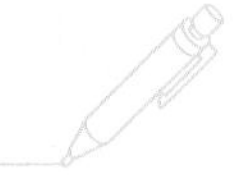

Shunatsu Yokoyama

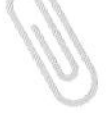

自分の疾患を知られたくない人は多い

全身疾患は歯科に関係がないから伝えなくてよいと思っている方や、自分が抱えている病気を知られたくない方は多いです。全身疾患によっては歯科治療や使用薬剤が禁忌であり、歯科医療従事者に感染リスクがある疾患などは、申告してもらう必要があると説明し、理解してもらいましょう（**図2**）。

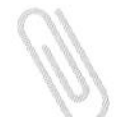

歯科治療が受けられない具体例を示す

「何のお薬を飲んでいるのですか？」、「どのような病気なのですか？」と、問い詰めるように聴くのは避けましょう。とくに、難病や血液の疾患は言いにくいと感じる方が多く、私たちには患者さんから無理に聴き取る権利はありません。また、手術についての質問も同様です。歯科治療を受け

④現在、次の病気にかかっているか、またはかかったことがありますか？（はい・いいえ）
はいと答えた方は下記からお選びください
心臓病　肝臓病　血液疾患　リューマチ
糖尿病　高血圧　腎臓病　喘息　HIV
その他＿＿＿＿＿＿＿＿

糖尿病と答えた方には……
1．薬を服用しているか
2．糖尿病に罹患してどのくらい経過したか
3．数値はコントロールできているか
　具体的な数値をうかがう＿＿HbA1c
4．Ⅰ型かⅡ型か
5．Ⅰ型なら、インシュリンを使用しているか
6．Ⅱ型なら、食事の制限はあるか

図❷　治療前に全身疾患の有無を確認する際の例。上：全身疾患に関する質問例、下：糖尿病患者への質問例

るにあたり、不妊手術や美容整形まで申告しなければならないのかは、患者さんでは判断できませんよね。

しかし、患者さん自身も歯科治療を受けても問題がないか、薬を併用してもよいのかは確認したいはずです。たとえば、「この治療には服用が禁忌とされている薬があります。○○のお薬などを飲んでいませんか？」、「ペースメーカーの方は、超音波スケーラーを用いたメインテナンスを行えません」などと、具体例を挙げて説明しましょう。

A. 165

医科と歯科が相互に関係していることを患者さんに説明し、お薬手帳や検査結果を持参してもらおう

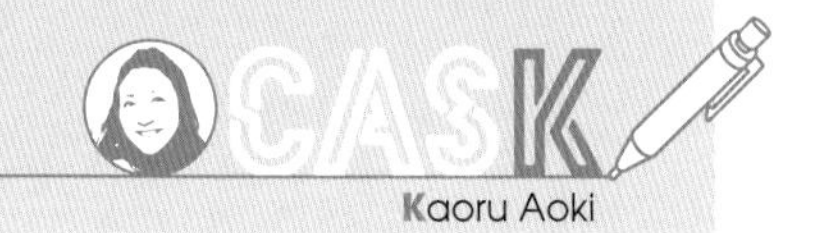

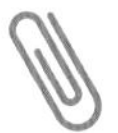

医科と歯科は相互関係にある

以前は、「なぜ歯科医院にお薬手帳を持って行かなければならないのか」と尋ねてくる患者さんもいましたが、昨今ではそのような方は減ったように思います。

しかし、体と口は別のものと考え、持参に難色を示す患者さんはまだいます。そのような方には、医科と歯科が相互に関係することを説明しましょう。飲んでいる薬が口腔内や歯科治療の内容に大きな影響を与えたり、薬の併用が可能かどうかや抜歯などの歯科治療の可否を医科の主治医に照会するケースもあります。『糖尿病連携手帳』のように、糖尿病と歯科受診を相互にリスクチェックする場合もありますので、お持ちではないかを確認しましょう[2)]。

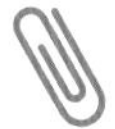

病気を知られたくない患者さんへの配慮

患者さんが自分の病気を他人に知られたくないと思っていることもあるので、注意が必要です。婦人科系や泌尿器など、病気であっても、「できれば人に話したくない」というデリケートな個人情報が、お薬手帳によって私たちの目に触れることになります。そのため、患者さんの目の前から持ち去らずにメモだけとり、「服用されている薬のページだけを確認させてください」と伝え、不必要な情報まで収集しないなどの配慮をしましょう。

【参考文献】

2）日本糖尿病学会：糖尿病連携手帳. https://www.nittokyo.or.jp/modules/patient/index.php?content_id=29（2021年11月３日最終アクセス）

6 エトセトラ

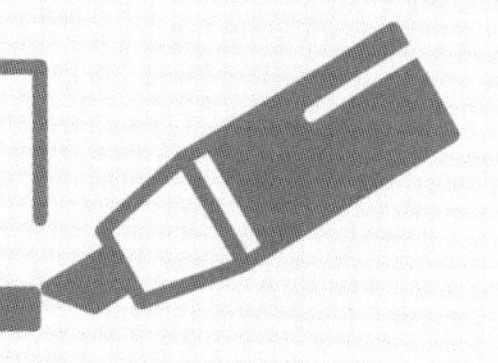

Q.34

残存歯の多い歯周病の高齢患者さんに
治療の必要があることを説明しても、
もう歳だから必要ないと話を聞いてくれません。
どのように対応すればよいですか。

A.166

A.167
患者さんにありたい状態を考えてもらい、それを目標に動機づけしよう

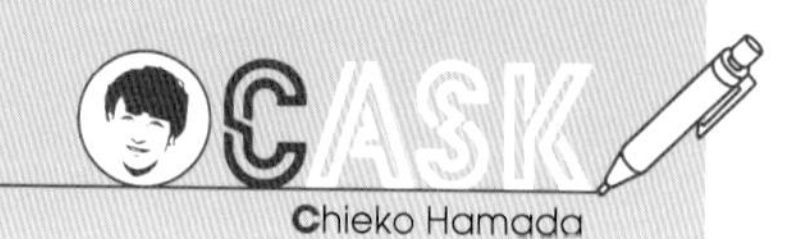

Chieko Hamada

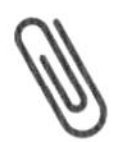

患者さんがありたい状態を目標にする

う蝕や歯周病などの疾患を目の前にすると、どうしてもその処置の話になりがちです。治療に消極的な患者さんには、「治療をしたいか、したくないか」より、「今後、ご自身の体はどういう状態でありたいか」と尋ねることをお勧めします。患者さんは即答できないかもしれませんが、自分なりの考えを語ってくれます。その言葉をしっかり記録して患者さんの目標としましょう。治療説明も、目標達成のために必要であると伝えます。そして必ず、A162 (P.138) に記載した「私は○○さんの病気を心配しています」という一言を忘れずに伝えましょう。

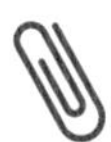

答えが出ない場合の対応

もし、患者さんの答えがなかなか出ない場合は、「健康でいたい」、「自分の歯でご飯を食べたい」などの希望があるか、例を挙げて確認するのもよいでしょう。その回答をゴールとして目標を立てます。

歯周病は炎症が起こって歯を失うだけではなく、全身にも影響を及ぼします。たとえば、プラーク中の細菌をコントロールすることは誤嚥性肺炎の予防にも繋がります。全身に及ぼす影響を丁寧に説明しましょう。

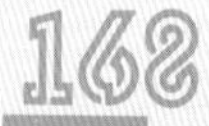

A.168
患者さんの真意を引き出し、理解や共感の気持ちを示すことから始めよう

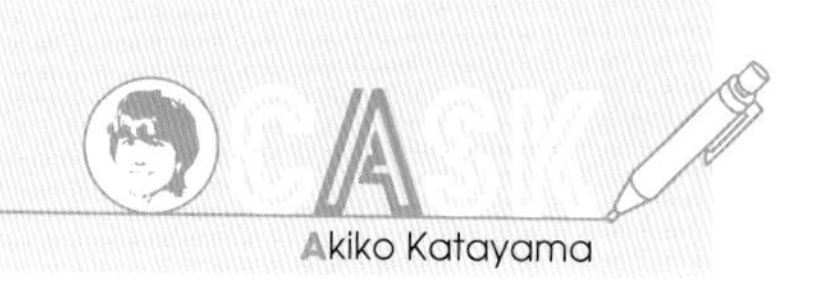

Akiko Katayama

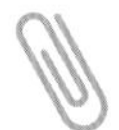

理由が年齢ではない場合が多い

「もう歳だから」という発言の背景を深掘りして、真意を確認してみましょう。理由が年齢ではない場合も多く、その

後に続く考えや思いが真意であることがほとんどです。私がこれまでに実際に聴いた真の理由の例を**表1**に挙げるので、参考にしてください。

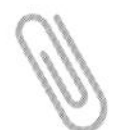

気持ちを理解して共感する

高齢者は、歳を重ねて体のあちこちで生じるほころびや衰えを抱えながら生きています。その変化を受け入れつつ、残りの人生を何にどのように費やすかを考えている方も多い年代です。そのことを理解せずに、積極的な治療の決断を急ぐような術者の言葉は、聴き入れにくいだろうと思います。だからこそ、まず、冒頭で述べた「もう歳だから」の裏にある本当の理由を聞き取ることから始めるのです。それはつまり、患者さんを心から理解することに繋がります。治療の説明や提案を行うのは、それからです。

これらの手順を疎かにして、理解や共感を示さないままの関係性では、患者さんは自分より若い術者から、残存歯の治療が必要である根拠や専門的な説明などの正論をかざされても、納得はできないでしょう。

表❶ 「もう歳だから」の裏にある本当の理由の一例

建前	体力がないから、通院が続けられるか心配
本音	**歯周治療に時間や回数がかかるなら必要ない**
建前	残りの人生、お金や時間の使い方を考えるのと同様に、治療のことも検討したい
本音	**いまは決断できない**
建前	いままでたくさん治療してきたから、本格的な新たな治療はしたくない
本音	**これ以上、身体をいじりたくない**

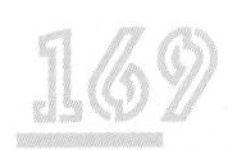

169 ポジティブな言葉をかけ、来院の継続を最優先に考えて対応しよう

Shunatsu Yokoyama

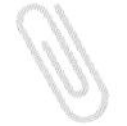

ポジティブな言葉をかけよう

患者さんにネガティブなことを言われると、何と答えたらよいかわからず、言葉に詰まってしまう方も多いのではないでしょうか。私は、「90歳の患者さんも通院していますし、私もサポートします」、「いまは人生100年時代ですよ」、「おいしいものを何でも食べたいですよね」など、前向きな言葉をかけ、少しでもモチベーションを上げてもらうようにしています。

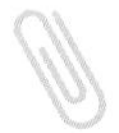

指導はワンポイントに留める

高齢患者さんへの指導はあれもこれもではなく、ワンポイントに留めます。たとえば、毎回プラークが多く付着している部分がある方には、「一部だけ汚れが残りやすいので、そ

こだけ気をつけて磨いてもらえませんか？」などと、セルフケアを促してみてください。「残りの部分は歯科衛生士に任せてください」と伝え、歯科医院に通うのが有意義であると感じてもらいましょう。大切なのは、継続して来院してもらうことです。

また、普段からコミュニケーションをしっかりとることが重要です。セルフケアを頑張ってもらいたくて声がけをしようにも、関係性ができていないと言いにくかったり、患者さんに受け入れてもらえない可能性があります。

A. 170

歯周治療は生き生きと過ごすために必要なことと説明し、来院を継続してもらえるように工夫しよう

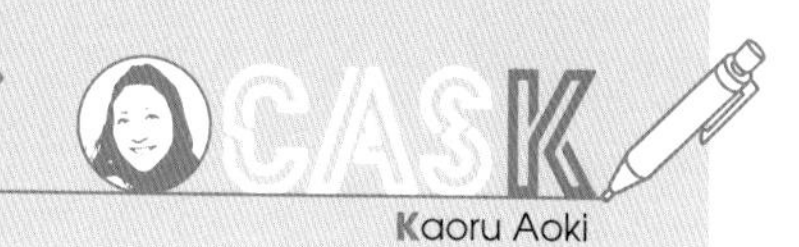

歯周治療は「歯を残すため」だけではなく、「歯と全身の健康を維持するため」と説明するのはどうでしょうか。「歯がよい・悪い」というイメージは患者さんにもわかりますから、「歯がよい(丈夫だ)と食事を楽しめる」、「歯がよい(きれいだ)と若々しい」といった、老後を生き生きと過ごすことに繋げた説明をしましょう。ポジティブな言葉を遣うと、耳を傾けてくれる高齢者も多いです。

残存歯が多いことを「すばらしいですね」、「羨ましいです」と称え、「もっと健康なお口にしませんか」と治療に誘導します。高齢になると、歯周病だけではなく、根面う蝕や誤嚥性肺炎、口腔機能低下症などのリスクが高まりますので、なるべく継続して来院してもらえるように工夫しましょう。

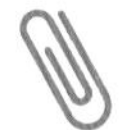

来院したくない理由への配慮や対応

患者さんに来院したくない理由がある場合は、注意が必要です。「外出が億劫になった」、「経済的に不安がある」などの思いが隠されている場合もありますので、丁寧に医療面接を行いましょう。若いころには気がつきませんが、高齢になると些細な行動が面倒に思えることもあります。そのような場合には、ご家族と相談したり、1日の疲れが出る夕方のアポイントを避けるなどの配慮をし、場合によっては、訪問診療なども視野に入れるとよいでしょう。

6 エトセトラ

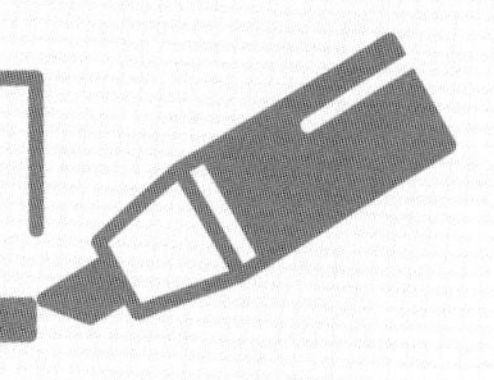

Q.35

患者さんに合った院内取り扱いの
歯科専売歯ブラシや歯磨剤などを勧めると、
押し売りしているような気がしてしまいます。
ストレスなく勧めるにはどうしたらよいですか。

A.171

A. 172

患者さんの状態に合ったセルフケアグッズの提案は有益な情報として、しっかり伝えよう

CASK

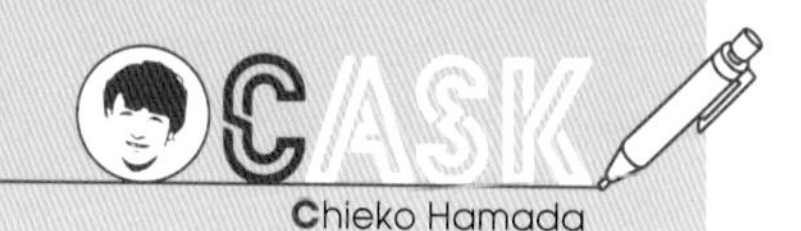

Chieko Hamada

患者さんに有益な情報として伝える

患者さんが使用している市販の歯ブラシや歯磨剤より、歯科医院で取り扱っているもののほうが適している場合は、ぜひ紹介しましょう。遠慮する必要はありません。逆に、遠慮してしまっては、患者さんに有益な情報を伝えないことになります。

押し売りになると心配するのは、その歯ブラシが本当に患者さんに合っているのかが不安であったり、断られるのが嫌だったりするからではないでしょうか（**図1**）。歯ブラシや歯磨剤の種類はたくさんあり、すべて把握するのは難しいですが、せめて自院で取り扱っているセルフケアグッズは必ず特徴を理解し、患者さんに合うものを勧めましょう。

よくわからないけど
とりあえず勧めておこう

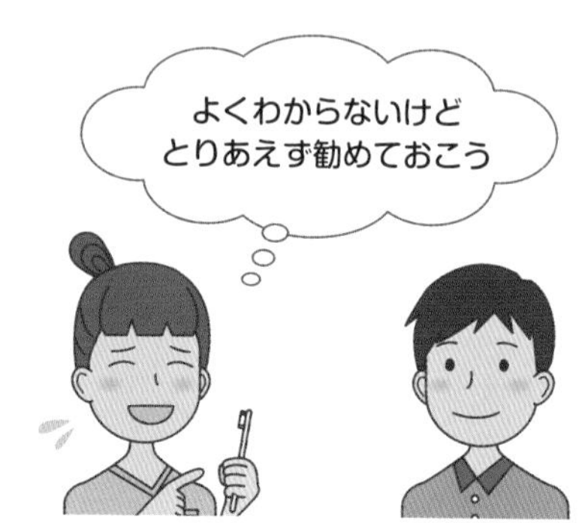

図❶　必要ないものを売るのは押し売り

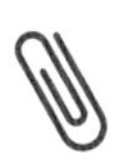

使用中のセルフケアグッズと比較し、メリットを説明する

私がセルフケアグッズを勧める際は、「現在使用している歯ブラシAですと○○となりますが、こちらの歯ブラシBは□□が△△さんに合っていて、同じ時間磨いても歯ブラシAより効率よく磨けると思います。まずは1ヵ月間使ってみませんか？」というように説明しています。いままでの歯ブラシよりメリットやお得感があると思ってもらえれば、購入に繋がります。

A. 173

専門家として科学的な根拠に基づいた助言を行い、自分に必要かどうかは患者さんに判断してもらおう

CASK

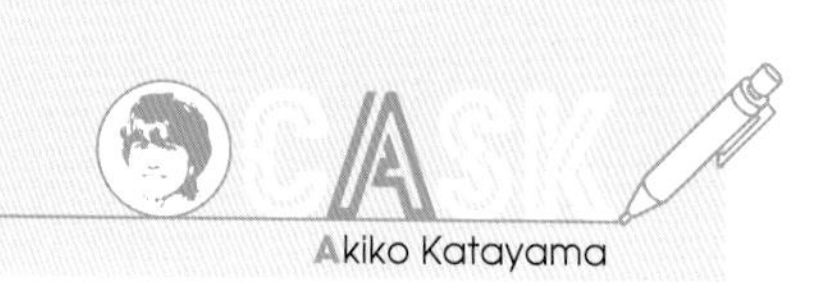

Akiko Katayama

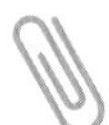

「勧める」という意識をなくす

まずは「勧める」という意識を取り払うと、気が楽になると思います。勧めるという言葉で考えると、「自分がよいと

思うことを、患者さんにそうするように説く」と解釈してOHI（Oral Hygiene Instruction）を行います。その場合、勧めた製品を患者さんが認めて使用することを潜在的に期待します。そのため、もしそれが叶えられない（患者さんがその製品を認めない、使用しない）と、ストレスを感じるのです。

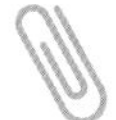

「懇願しない、要求しない」を意識する

また、勧めるという解釈のもとで行うOHIは、無意識的に「懇願する、要求する」という態度になる場合があります。そうすると、質問にあるとおり、押し売りと受け取られる可能性があります。セルフケアは「懇願しない、要求しない」というスタンスが必要だと考えます。

私たちは専門家として、患者さんの口腔内の状況を分析し、妥当と考えるセルフケアグッズを科学的根拠に基づいて助言します。あとは、患者さんが自分にとって必要かを判断します（**図2**）。私たちはこの手順を、必要な際に繰り返し行うだけなのです。これが口腔ケアの専門家としての仕事です。このように考えると、少し気楽になりませんか。

歯科衛生士

「その行動が、あなたに必要か？」
専門家として科学的根拠を示す

- アセスメント（情報収集・分析）
口腔衛生診断、口腔衛生教育

↓

「その行動が、自分に必要か？」
患者さん自身が選ぶ

図❷　私たちは口腔ケアの専門家として助言し、どうするかは患者さんが選択する

174

患者さんに必要であると理解してもらったうえで、購入するかどうかを判断してもらおう

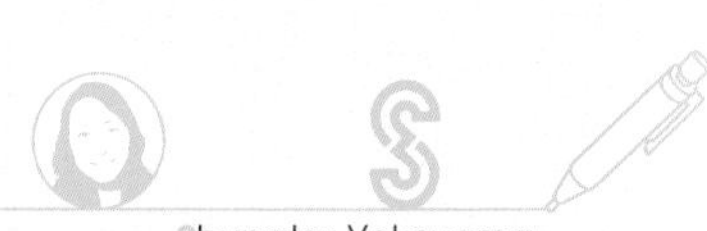

Shunatsu Yokoyama

歯科専売のセルフケアグッズを勧めるには、必ずその理由があります。そのことを患者さんに説明し、必要性を実感してもらうことが大切です。そのうえで、患者さん自身にどのセルフケアグッズを使うのか、選択してもらいましょう。

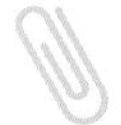

セルフケアグッズの勧め方

どのような歯ブラシを使うと磨きやすいのか、患者さんに模型で試してもらいます。歯ブラシや歯間ブラシをいくつか用意し、「どのような歯ブラシを使うと磨きやすいと思いますか？」と問いかけ、まずは自由にブラッシングしてもらいます（**図3**）。患者さんが選んだ歯ブラシでは磨きにくい箇所に気づき、汚れを落とすためには別のブラッシング方法やセルフケアグッズが必要であるとわかったら、上手にブラッシングできた箇所を褒めたうえで、アドバイスしましょう。

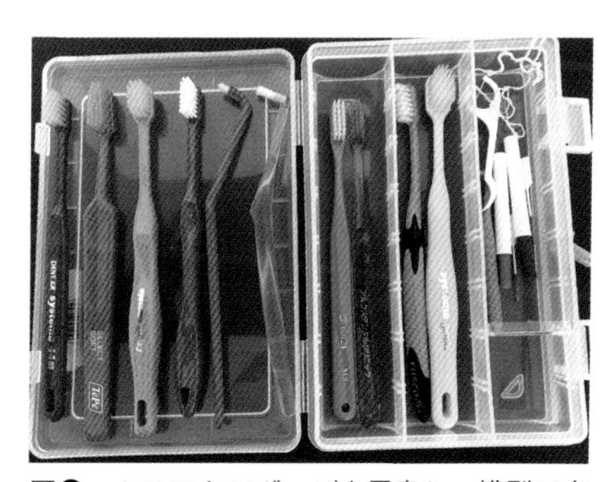

図❸　セルフケアグッズを用意し、模型で自由に試してもらう

その後、鏡で患者さん自身の口腔内を見てもらい、どこが磨きにくい箇所かを理解してもらいます。模型を使ったブラッシングを参考にしながら、どのような歯ブラシを使えばよいかを患者さんに考えてもらいます。そのうえで、磨きにくい箇所に使いやすい補助清掃用具や口腔内に合った歯ブラシを勧めると興味をもってもらえます。

患者さんが納得しなければ、長く使われず、そもそも購入にも至りません。大切なのは、患者さんが必要であると理解し、そのうえで購入するかどうかを選択してもらうことです。

A. 175

患者さんの状態に合っているものを伝えるという情報提供と捉えよう

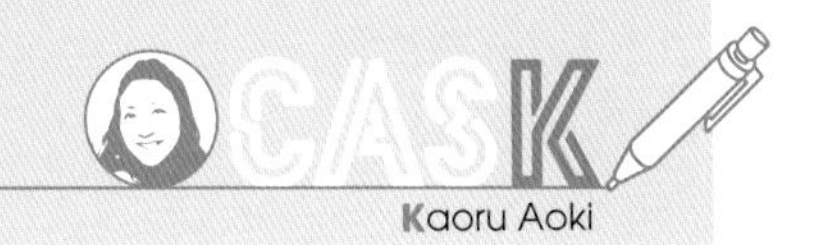

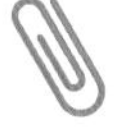

物を売るのではなく、情報提供をする

なぜその製品を患者さんに使ってもらいたいのか、その理由をきちんと整理したうえで、患者さんに説明しましょう。

「物を売っている」と思うから、“押し売りしている”という気持ちになるのではないでしょうか。そうではなく、情報を伝えるという意識をもちましょう。院内取り扱いの製品を紹介するのは、“情報提供”です。歯ブラシを勧める際には、「軟らかい毛の歯ブラシを使っていただきたいのです。なぜなら、○○さんの歯肉は下がって根面が露出しているからです」などのように、必ず理由を説明しましょう。そして、「こちらの歯ブラシはいかがでしょうか」と具体的に製品を紹介します。スムーズに紹介するためには、当然、歯科衛生士自身が院内取り扱いの製品に精通していなければなりません。

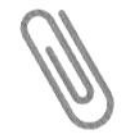

購入を断られても、次回以降も情報を提供する

また、患者さんに勧めた歯ブラシの購入を断られても、落ち込む必要はありません。もしかしたら、その日は手持ちのお金がなかったのかもしれませんし、市販品を買ったばかりで使い切ったら購入しようと思っているかもしれません。断られても気にせず、次回以降も患者さんの利益になる情報提供はしたほうがよいでしょう。

6 エトセトラ

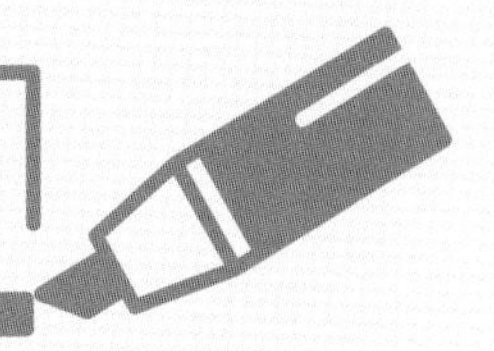

Q.36

歯周病が進行している患者さんにその旨を
伝えると、最近まで通っていた歯科医院では
一切指摘されていなかったとのことでした。
どのようにフォローすればよいですか。

A.176

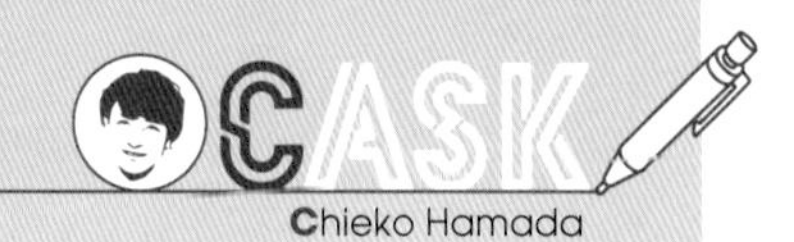

A. 177

歯科医師による説明が最善。治療は同意を得てから始めよう

Chieko Hamada

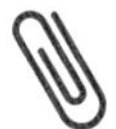

歯科医師に介入してもらう

自院の処置に対し、患者さんから「前の歯科医院では○○だった」と言われることがあると思います。デリケートに扱わなければならない事柄のため、説明にあたっては歯科医師に介入してもらいましょう。

治療は同意を得てから進める

私は本項の質問のような場面によく遭遇します。その場合、「そうだったのですね。以前通われていた歯科医院でのことはわかりかねますが、歯科医師からも説明があったように、当院で検査した結果は歯周病でした。当院では、歯周基本治療をはじめ、お口の健康を通じて△△さんの健康をサポートしていきたいと考えておりますが、よろしいでしょうか？」というように、治療に関しての同意を確認します。

患者さんのなかには、自分が歯周病と聞かされてショックを受け、思考停止になる方もいます。患者さんに考える時間が必要な場合もありますので、すぐに治療に入らず、同意を得てから進めましょう（図1）。

また、「ずっと通っていたのに、神経を抜かなければならないむし歯なんて信じられない」などと言われるケースもあります。う蝕の場合は、「□□の場所だったので見えにくかったのかもしれませんね」と伝えることもあります。

歯周病
ですよ

サポートして
いきますので
がんばりましょう!

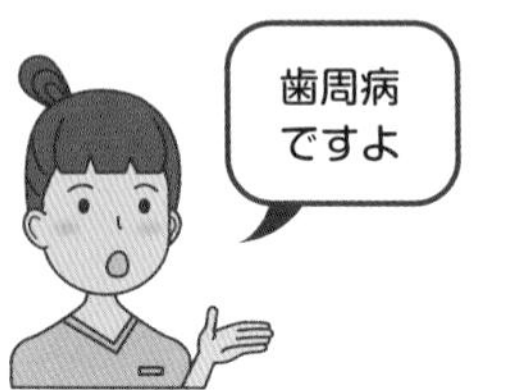

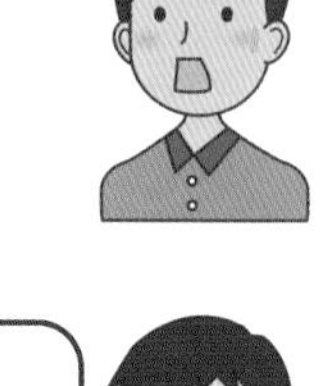

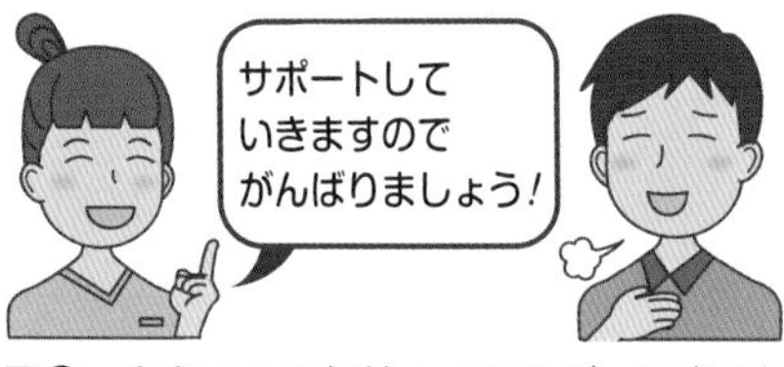

図❶　患者さんの気持ちを和らげ、同意を得てから治療に進む

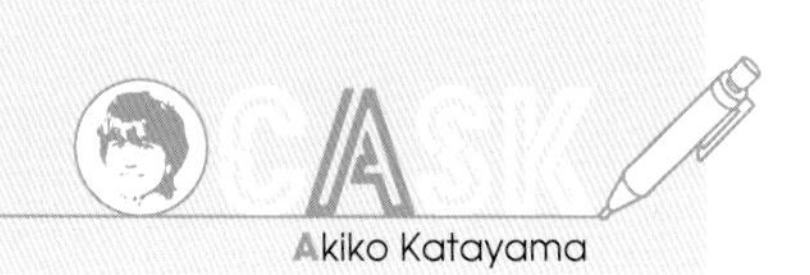

A. 178

いままで患者さんが受けてきたケアを否定しないように注意したうえで、事実を伝えよう

Akiko Katayama

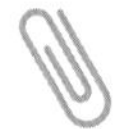

同調や断定するような発言は避ける

最も重要なのは、患者さんに安心してもらうことです。

①他院の信頼を損なわない

②いままで患者さんが受けてきたケアを否定しない

何かを発言するなら、これらのことに留意します。これをまず念頭において、フォローについて考えてみましょう。

歯周病が進行しているという実態は事実ですから、患者さんにそのまま伝えるとよいと思います。さて、問題はこのあとに、「以前は指摘を受けなかった」と言われた際のフォローです。まず、決して同調してはいけません。それは、患者さんが費やした時間などを否定することに繋がります。ここでのポイントは、わかるのは現在の実態であり、歯周病の出現時期や進行速度などの過程はわからないということです。専門家として推測はできますが、あくまで推測に過ぎません。過去ではなく、現在の口腔内の検査結果に注目・理解してもらうとよいのではないかと思います。また、歯周病は慢性疾患と生活習慣病の側面が強く、経過観察にて定期管理するという特徴を伝えるのもフォローになるかもしれません。

このようなケースは、個人が何をどう発言し、どう対応するかによって、歯科医院の責任が問われます（**表1**）。患者さんのために最善な対応とは何かを日ごろから院長と話し合い、認識を共有しておくことが重要であると思います。

表❶　他院の診療にかかわる発言をする際に注意すべきポイント

- **言い切らない**
  何かを伝えるときは「おそらく……」、「……と思われます」など、断定するような伝え方は避ける
- **院長に相談・報告する**

179
前歯科医院の批判はせず、現状を説明したうえで治療によって改善することを伝えよう

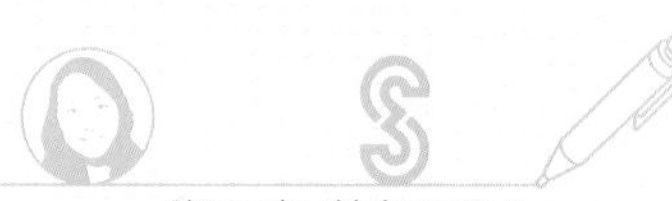

Shunatsu Yokoyama

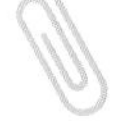

前歯科医院を悪く言わない

まず、前歯科医院を悪く言うのはやめましょう。前歯科医院での対応や治療についての評価は避け、「口の中をさっぱりときれいにすることを優先してくれたようです」などと伝え、否定しないようにします。

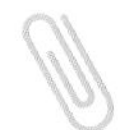

治療によって改善することを伝える

患者さんのセルフケア状況を確認し、しっかりとフィードバックしましょう。そのうえで、歯周病が進行していることを具体的に伝えます。

歯肉縁下に歯石が見つかった場合は、スケーリングやSRP、デブライドメントなど、歯周基本治療が必要であることを説明します。また、治療は1度では終わらず、数回に分

けて行い、治療後も定期的に来院する必要があることを伝えましょう。

患者さんは前歯科医院でも処置を受けていたため、再治療のように感じるかもしれません。患者さんの不安を煽らないように、できるかぎり前向きに話し、歯周基本治療とセルフケアによって歯周病は改善すると伝えましょう。

A. 120 歯周病に罹患している事実を伝え、患者さんの思いに傾聴しよう

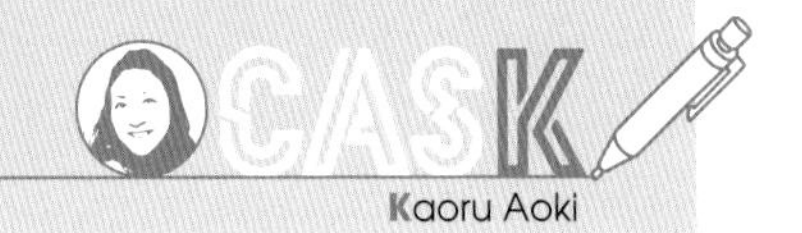

Kaoru Aoki

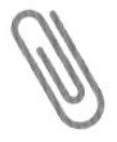

前歯科医院を批判しない

患者さんが歯周病ではないと思っていても、事実を伝える必要があります。もしも患者さんが以前通っていた歯科医院を悪く言い始めても、それに同調したり、一緒になって批判したりするのは絶対にやめましょう。歯科衛生士の言動で、患者さんが前歯科医院だけではなく、歯科医療そのものに不信感を抱くかもしれません。そして患者さんは、過去に自分が受けた治療や、それに費やした時間や費用を否定された気持ちになります。

一方で、必要以上に前歯科医院を庇う必要もありません。前歯科医院での治療内容を把握していないのに、「その先生は△△のようなつもりだったのでは……」や「よかれと思って□□したのでは……」などの言葉は、誤解が誤解を招き、大きな問題に発展する恐れがあります。他にも、「前の歯科医院でも説明はあったと思いますよ」と言い切ってしまうと、患者さんに非があるように聞こえますので厳禁です。

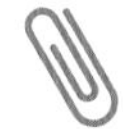

患者さんの思いを受け止める

最もよいのは、「そうだったのですね」と受け止め、患者さんの無念な気持ちを聴くだけに留めます。それでも訴えが続くようであれば歯科医師に対応を相談し、指示を仰ぐのがよいでしょう。

著者略歴

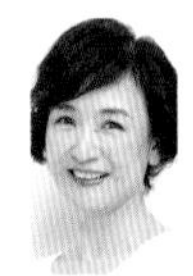

濱田智恵子（はまだ ちえこ）

1991年　東京都歯科医師会附属歯科衛生士専門学校 卒業
中沢歯科医院・中沢顎関節研究所 勤務
1998年　フリーランスとして活動開始
有限会社エイチ・エムズコレクション 所属
1999年　人材育成に携わり、セミナー講師を始める
2002年　同社 取締役 就任
2007年～　日本医歯薬専門学校 非常勤講師
2014年　有限会社エイチ・エムズコレクション 退属
2015年　株式会社 Tomorrow Link 設立
2016年　CASK アカデミー人材育成開発プロジェクト
主な著書に『ハマチエ式 歯科医院＆スタッフがときめくチーフ育成メソッド』（デンタルダイヤモンド社）他多数

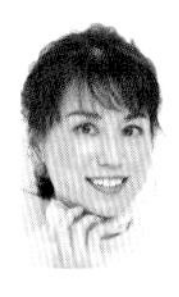

片山章子（かたやま あきこ）

1991年　福井歯科専門学校歯科衛生士科 卒業
2001年　複数の歯科医院に勤めた後、医療法人社団純厚会 銀座デンタルケアークリニックに勤務
2005年　フリーランスとして活動開始
2012年　日本医療機器学会第二種滅菌技士取得
2016年　CASK アカデミー人材育成開発プロジェクト
2019年　プレミアムデンタルケア恵比寿・代官山に所属
片山塾 主宰
主な著書に『個別対応のメインテナンスデザイン』（デンタルダイヤモンド社）他多数

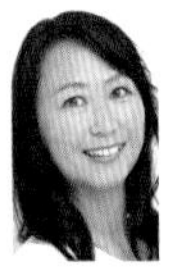

横山朱夏（よこやま しゅなつ）

1991年　早稲田医学院歯科衛生士専門学校 卒業
神奈川県内、都内クリニックにて 勤務
2006年　日本歯周病学会認定歯科衛生士取得
2010年　口腔機能マッサージ認定取得
2012年　心理カウンセラー認定取得
フリーランスとして活動開始
2016年　CASK アカデミー人材育成開発プロジェクト
2018年　口腔介護アドバイザー® 認定取得
アルクスデンタルクリニック非常勤
2021年　株式会社 GROOVE TOKYO 勤務
主な著書に『ドリル式 歯科衛生士臨床の BASIC of BASIC 52』（デンタルダイヤモンド社）他多数

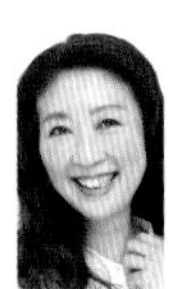

青木 薫（あおき かおる）

1991年　新東京歯科衛生士学校 卒業
医療法人社団仁慈会クラジ歯科医院 勤務
2006年　日本歯周病学会認定歯科衛生士取得
2008年～　岡山県歯科医師会立岡山高等歯科衛生専門学院 非常勤講師
2015年　日本医療機器学会第二種滅菌技士取得
2016年　フリーランスとして活動開始
株式会社 Tomorrow Link 専属講師
新東京歯科衛生士学校 非常勤講師
CASK アカデミー人材育成開発プロジェクト
主な著書に『プチ DH のための臨床♥はじめてBOOK』（デンタルダイヤモンド社）他多数

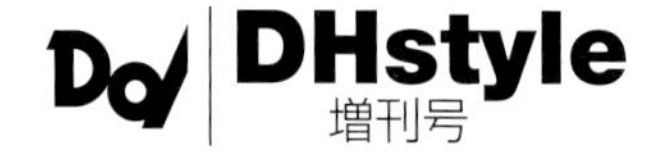

歯科保健指導 180Answers

発行日――2021年12月1日　通巻197号
著　者――濱田智恵子　片山章子　横山朱夏　青木 薫
発行人――濱野 優
発行所――株式会社デンタルダイヤモンド社
〒113-0033
東京都文京区本郷二丁目27番17号　ICN ビル3階
TEL 03-6801-5810㈹　FAX 03-6801-5009
https://www.dental-diamond.co.jp
振替口座　00160-3-10768
印刷所――株式会社エス・ケイ・ジェイ